现代皮肤美容

XIANDAI
PIFU
MEIRONG

钟 鸣◎主编

长江出版传媒
湖北科学技术出版社

图书在版编目(CIP)数据

现代皮肤美容 / 钟鸣主编. —武汉:湖北科学技术出版社,2019.8
ISBN 978-7-5706-0733-4

Ⅰ. ①现… Ⅱ. ①钟… Ⅲ. ①皮肤—美容术 Ⅳ.①R625 ②R751

中国版本图书馆 CIP 数据核字(2019)第 141505 号

责任编辑:冯友仁　程玉珊　　　　　　　　　　　　封面设计:胡　博

出版发行:湖北科学技术出版社　　　　　　　　　电话:027—87679447
地　　址:武汉市雄楚大街 268 号　　　　　　　　邮编:430070
　　　　　(湖北出版文化城 B 座 13—14 层)
网　　址:http://www.hbstp.com.cn

印　　刷:武汉市金港彩印有限公司　　　　　　　　邮编:430023

787×1092　　　　　　1/16　　　　　9.5 印张　　　　　　250 千字
2019 年 8 月第 1 版　　　　　　　　　　　　2019 年 8 月第 1 次印刷
　　　　　　　　　　　　　　　　　　　　　　　　定价:98.00 元

前　言

随着现代社会的飞速发展和人们生活水平的不断提高,人们对外在美的需求日益高涨。皮肤护理已逐渐成为我们日常生活中的一部分,其中皮肤保健与美容已经成为一门学科,深入人心。

皮肤与其他器官一样,随着岁月流逝逐渐发生变化。皮肤直接与外界环境接触,岁月的烙印往往首先表现在皮肤上。人们受皮肤问题困扰时,已不再盲目地购买各种化妆品来护理,而是寻求可以提供针对性治疗意见、具有专业知识的皮肤美容相关从业者的帮助。为了能够更好地给广大皮肤护理需要者提供指导与帮助,发展更安全和更有效的护理措施与美容手段已经成为不可阻挡的一股潮流。

本书共八章。第一章皮肤美容科学基础,重点对皮肤结构、皮肤功能、皮肤的光生物学与皮肤光老化、气候环境等与皮肤美容的关系进行了较为全面的论述;第二章至第七章详细阐述了皮肤的美容保健、损容性皮肤病的治疗与预防、敏感性皮肤及变态反应性皮肤、色素皮肤病、日光性皮肤病、皮肤附属器疾病等内容;第八章分析了皮肤良性肿瘤、皮肤癌前期病变、恶性皮肤肿瘤等内容。本书力求以严谨的态度和通俗的语言向读者展示专业皮肤美容的知识点,为读者提供实用的参考建议。

本书的编写,结合了多年工作实践经验,得到了领导和同事的大力帮助,并查阅了大量的文献资料,在此对他们表示诚挚的感谢。另外,由于笔者的时间、精力及自身综合能力有限,书中难免存在不足之处,望广大读者和同行给予批评和指正。

钟　鸣

2019 年春于西子湖畔

目 录

第一章　皮肤美容科学基础

第一节　皮肤结构

一、表皮

表皮位于皮肤最外面，与外界环境接触最多，是机体与环境的第一道屏障，同时也是与化妆品关系最密切的部位。角质形成细胞是表皮的主要细胞，按照在表皮中位置、细胞组成、外观形态的不同，可分为5层，即基底层、棘细胞层、颗粒层、透明层和角质层。

（一）基底层

基底层为表皮的最里层，由一列圆柱状、相互平行的表皮干细胞组成，排列呈栅栏状，长轴与基底膜垂直。基底细胞的分裂增殖能力很强，是表皮各层细胞的生成之源。基底层细胞有次序地向上移行，形成所谓的表皮增殖单位。对皮肤颜色起决定作用的黑色素细胞也分布在基底层，占整个基底层细胞的4%～10%，黑色素细胞产生黑色素，色斑也由此层产生。

（二）棘细胞层

棘细胞层位于基底层外面，由4～10层不规则的、有棘突的多角形细胞组成，是表皮中最厚的一层，棘细胞自内向外渐趋扁平，与颗粒细胞相连。板层小体从棘层上部出现并逐渐向细胞周边移动，在颗粒层与细胞膜融合并将内容物排出至细胞间，形成角质层的脂质屏障，即细胞间脂质。

（三）颗粒层

颗粒层位于棘层细胞层之外，由2～4层扁平的梭形细胞组成，角质层的细胞间脂质在该层合成。颗粒层使表层细胞间的结合力更牢固，并能阻止外物侵入。在细胞核周围有很明显的透明角质颗粒，折光性强。因此，此层结构阻隔、折射紫外线的作用极为明显。

（四）透明层

透明层由2～3层已消失的扁平透明细胞组成，含有角母蛋白。透明层能防止水分、电解质和化学物质的透过，故又称屏障带。

（五）角质层

角质层是表皮的最外层，由5～10层无核角化细胞和细胞间脂质构成，为皮肤屏障的主要结构。皮肤屏障具有两方面的功能：一是防止外界化学性、物理性或生物性有害因素的入侵；二是防止体内水分和营养物质的丧失。角质层细胞虽然没有生命，却具有非常重要的生理功能，可以分泌许多抑菌肽，对维护皮肤表面生理平衡具有非常重要的作用。角质层是皮肤的"卫士"，由 5～15 层角质细胞和角层脂质组成，与皮肤美容关系最为密切，具有五大功能。

1. 美学功能 光线在厚薄不一的皮肤角质层有规则地反射可形成明亮的光泽，而干燥、有鳞屑的角质层以非镜面反射的形式反射光线，使皮肤灰暗。角质层过厚，皮肤会显得粗糙、黯淡无光；角质层过薄，如过度"去死皮""换肤"等，皮肤的防御功能减弱，容易受到外界不良因素的侵害出现皮肤问题，如出现皮肤潮红、毛细血管扩张、色素沉着、皮肤老化，甚至引起某些皮肤疾病。

2. 保护功能 角质层的主要成分角蛋白及脂质紧密有序地排列能抵御外界各种物理、化学和生物性等有害因素对皮肤的侵袭。

3. 防晒功能 角质层可吸收紫外线，主要是中波紫外线，因此角质层具有防晒功能。

4. 吸收功能 角质层是皮肤吸收外界物质的主要部位，占皮肤全部吸收能力的 90% 以上。由于角质层间隙以脂质为主，所以角质层主要吸收的是脂溶性物质，所以皮肤科的外用药物和美容化妆品多是乳剂和霜剂。

5. 保湿功能 正常角质层中的脂质、天然保湿因子使角质层保持一定的含水量，稳定的水合状态是维持角质层正常生理功能的必需条件。角质层能保持经皮肤失水量仅为 2～5 g，使皮肤光滑柔韧而有弹性。

（六）与皮肤美容密切相关的重要结构

1. 皮脂膜 为覆盖于皮肤表面的一层透明薄膜，又称为水脂膜。皮脂膜主要由皮脂腺分泌的皮脂、角质层细胞崩解产生的脂质与汗腺分泌的汗液乳化形成，呈弱碱性，其主要成分为神经酰胺、角鲨烯、亚油酸、亚麻酸及其他脂质成分。

2. 皮肤"砖墙结构" "砖墙"代表角质形成细胞；"灰浆"则指角质细胞间隙中的脂质（含神经酰胺、脂肪酸、胆固醇等），限制水分在细胞内、外及细胞间流动，保证不丢失水分，"砖墙"和"灰浆"使表皮形成牢固的结构，使皮肤维持重要的屏障功能。银屑病、皮炎、湿疹及长期外用激素等均会破坏皮肤"砖墙结构"，经表皮水分丢失增多，皮肤变得干燥、脱屑。

"砖墙结构"的四大功能：

（1）屏障功能：构成了物理、化学和生物因素进入皮肤的第一道屏障。

（2）保湿功能：皮脂膜中的脂质能锁住水分，阻止真皮营养物质、保湿因子、水分流失，使角质层含水量保持在 20% 左右，对皮肤起到滋润保湿作用。

（3）调节炎症反应：皮脂膜中的亚油酸、亚麻酸可对炎症有一定的调节作用。

（4）防晒功能："砖墙结构"本身就是一道抵御日光的屏障，而皮脂膜内的角鲨烯具有防晒作用。

3. 天然保湿因子（NMF） NMF 是存在于角质层内能与水结合的一些低分子量物质的总称，包括氨基酸、乳酸盐、尿素及其他未知的物质。NMF 是角质层细胞中中间丝相关蛋白不断降解并最终由多种氨基酸产物衍化而成，其代谢周期为 48 h。NMF 是参与减少皮肤透皮水分丢失的重要生物分子，它的水溶性极强，很容易随着水分移出细胞外。

二、真皮

真皮为皮肤的支撑组织，位于表皮下层，是一层致密、坚韧、具有弹性的结缔组织，起着将表皮和皮下组织连接起来，保护下方组织免受机械性伤害，维持内外环境稳定，增强皮肤屏障功能，维持皮肤的弹性、光泽和张力等重要作用。接近于表皮之真皮乳头称为乳头层，又称真皮浅层；其下称为网状层，又称真皮深层，两者无严格界限。

（一）乳头层

在真皮靠近表皮部分，呈乳头状向上隆起并嵌入表皮钉突之间，表皮下伸部分称为钉突，这种钉突和乳头相互啮合的结构对维持皮肤表面平整具有重要的作用。

（二）乳头下层和网状层

乳头下层和网状层胶原纤维粗大，相互交联成网，对维持皮肤的弹性和张力起主要作用，皮肤的松弛、起皱等老化都发生在真皮之中。胶原蛋白是此层的主要结构蛋白。真皮结缔组织的胶原纤维和弹性纤维互相交织在一起，埋于基质（为一种无定型物质，充满于胶原纤维和胶原束之间）的间隙内。正常真皮中细胞成分有成纤维细胞、组织细胞及肥大细胞等。胶原纤维、弹性纤维和基质都是由成纤维细胞分泌产生的。网状纤维是幼稚的胶原纤维，并非一独立成分。真皮组织的厚薄与其纤维组织和基质的多少关系密切，并与皮肤的致密性、饱满度、松弛和起皱现象密切相关，近年来受到越来越多的美容皮肤科学家的关注。

1. 胶原纤维　胶原纤维是真皮结缔组织中最为丰富的成分。在表皮下，表皮附属器和血管附近的胶原纤维细小且无一定走向，真皮其他部位的胶原纤维均结合成束。在真皮中部和下部，胶原束的方向几乎与皮面平行，并互相交织在一起，在一个水平面上向各种方向延伸。胶原纤维是目前认为与皮肤老化关系最为密切的真皮有形成分。

2. 网状纤维　网状纤维可以看作是新生的纤细的胶原纤维。在胚胎时期，网状纤维出现最早。在正常成人皮肤中，网状纤维稀少，仅见于表皮下、汗腺、皮脂腺、毛囊和毛细血管周围。表皮下网状纤维排列呈网状。每个脂肪细胞周围也有网状纤维围绕。在创伤愈合或成纤维细胞增生活跃而有新胶原形成等情况下，网状纤维可以大量增生。

3. 弹力纤维　弹力纤维较胶原纤维细得多，呈波浪状。弹性纤维在真皮部最粗，其排列方向和胶原束相同，可以缠绕在胶原束之间，与表皮平行。在表皮下的乳头体中，细小的弹性纤维几乎呈垂直方向上升至表皮下，终止于表皮与真皮交界的下方。弹性纤维主要与皮肤弹性关系密切。

三、表皮和真皮的连接结构

表皮和真皮的连接结构称皮肤基底膜带（basement membrane zone，BMZ）。用 PAS（过碘酸-雪夫）染色时，在真皮与表皮之间见一紫红色均质带。电镜下，BMZ 可分为 4 个不同结构区域：胞膜层、透明层、致密层和致密下层。

（一）胞膜层

胞膜层约 8 nm 厚，为基底层角质形成细胞真皮侧的细胞膜，可见半桥粒。一方面胞膜内侧的半桥粒附着斑与胞质内张力细丝相连接；另一方面，半桥粒有多种跨膜蛋白伸入或穿过透明板，发挥黏附作用。因此，半桥粒在皮肤基底膜带中就像一个铆钉把表皮与真皮紧密地钉在一起。

（二）透明层

透明层厚 35～40 nm，电子密度较低，其主要成分是板层素及其异构体，它们组成了细胞外基质和锚丝。锚丝从角质形成细胞的基底面通过透明层达到致密层。在锚丝中，板层素是其主要组成成分，主要有板层素 1、板层素 5 和板层素 6。

（三）致密层

致密层厚 35～45 nm，构成此层的物质主要是Ⅳ型胶原，也有板层素。Ⅳ型胶原分子通过自体间的相互交连，形成连续的三维网格，是稳定 BMZ 的重要支持结构。

（四）致密下层

致密下层也称网板，与真皮无明显界限，其中有锚原纤维通过，把致密层和其下方的真皮连接在一起。Ⅶ型胶原是构成锚原纤维的主要成分，它与锚斑结合，并与真皮纤维交织在一起，维持表皮细胞与结缔组织之间的固定。

BMZ 4 层中各种不同成分有机结合在一起，除使真皮与表皮紧密连接外，还具有渗透和屏障作用。表皮无血管，营养物质通过致密下层进入表皮，代谢产物又通过其进入真皮。BMZ 限制分子量大于 4 万的大分子通过。当 BMZ 损伤时，炎症细胞和肿瘤细胞及大分子可通过其进入表皮。如果 BMZ 结构异常，可导致真皮与表皮分离，形成水疱或大疱。

四、皮下组织

皮下组织又称为皮下脂肪组织。皮下脂肪组织是一层比较疏松的组织，它是一个天然的缓冲垫，能缓冲外来压力，同时它还是热的绝缘体，能够储存能量。除脂肪外，皮下脂肪组织也含有丰富的血管、淋巴管、神经、汗腺和毛囊。

五、皮肤附属器

皮肤附属器由表皮衍生而来，包括毛发、毛囊、皮脂腺、汗腺及指（趾）甲等。

（一）毛发和毛囊

毛发由角化的上皮细胞构成，分为长毛、短毛及毳毛。长毛有头发、须、阴毛及腋毛等。短毛有眉毛、睫毛、鼻毛及外耳道的短毛。毳毛细软、色淡、无髓，分布于面、颈、躯干及四肢。不同部位的毛发长短不同，这是由于它们的生长期、退行期及休止期的时间长短不同所致。毛发的生长受多种因素（遗传、健康、营养、激素）的影响。毛发与皮肤成一定的倾斜角度。在毛囊的稍下段有立毛肌，属平滑肌，受交感神经支配。毛发露出皮面以上部分为毛干；在毛囊内的部分称毛根；毛根下端略膨大，为毛球。毛乳头位于毛球下端向内的凹入部分，相当于真皮乳头，含有结缔组织、神经末梢及毛发血管，为毛球提供营养。毛球下层靠近乳头处称为毛基质，是毛发及毛囊的生长区，相当于真皮基底层及棘层，并有黑色素细胞。毛囊是由表皮下陷而成。

（二）皮脂腺

皮脂腺是一种全浆分泌腺，没有腺腔，整个细胞破裂即成为分泌物。皮脂腺存在于掌、跖和指（趾）屈侧以外的全身皮肤。头、面及胸背上部等处皮脂腺较多，称皮脂溢出部位。皮脂腺通常开口于毛囊上部，位于立毛肌和毛囊的夹角室之间。立毛肌收缩可促进皮脂的排泄。乳晕、口腔黏膜、唇红、小阴唇、包皮内侧等处的皮脂腺单独开口于皮肤。皮肤表皮的表面是混有汗水和皮脂的皮脂膜，皮脂膜呈弱酸性，属于蛋白质的角质层在皮肤呈弱酸性时最为坚强，皮肤的 pH 值一般在 $4.5\sim6.5$，当皮肤倾向酸性时，细菌易繁殖，且对刺激的抵抗力也会减弱。因此皮脂分泌较多的人其皮肤 pH 值会较低。中性肌肤 pH 值为 $5\sim5.6$，干性肌肤 pH 值为 $4.5\sim5$，油性肌肤 pH 值为 $5.6\sim6.6$。

（三）汗腺

（1）小汗腺：又称外泌汗腺，有分泌汗液和调节体温的作用。除唇红、包皮内侧、龟头、小阴唇及阴蒂外，小汗腺遍布全身。小汗腺可分为腺体和导管两部分。

（2）顶泌汗腺：又称大汗腺，为较大的管状腺，其分泌部分在皮下脂肪层中，腺腔直径约为小汗腺腺腔的 10 倍，也由腺体和导管组成。顶泌汗腺主要分布于腋窝、乳晕、脐窝、肛门及外阴等处。外耳道的耵聍腺、眼睑的 Moll 腺和乳腺均属于变异的顶泌汗腺。顶泌汗腺的分泌活动主要受性激素影响，于青春期分泌旺盛。新鲜的顶泌汗腺分泌物为无臭的乳状液，排出后被某些细菌如类白喉杆菌分解，产生有臭味的物质。

（四）指（趾）甲

由多层紧密的角化细胞构成，外露部分称为甲板，伸入近端皮肤的部分称为甲根。覆盖甲板周围的皮肤称为甲廓，甲板之下的皮肤称为甲床。甲根之下的上皮生发层细胞称为甲母，是甲的生长区。甲板近端可见新月状淡色区，称为甲半月，这是甲母细胞层较厚所致。指甲生长速度约 0.1 mm/d，趾甲生长速度为指甲的 $1/2\sim1/3$。疾病、营养状况、环境及生活习惯等的改变可使指（趾）甲发生凹沟或不平。

第二节　皮肤功能

一、皮肤的屏障功能

皮肤覆盖在人体表面，表皮各层细胞紧密连接，真皮中含有大量的胶原纤维和弹力纤维，使皮肤既坚韧又柔软，具有一定的抗拉性和弹性。当受外力摩擦或牵拉后，仍能保持完整，并在外力去除后恢复原状。皮下组织疏松，含有大量脂肪细胞，有软垫作用。皮肤可以阻绝电流，皮肤的角质层是不良导体，对电流有一定的绝缘能力，可以防止一定量电流对人体的伤害。皮肤的角质层和黑色素颗粒能反射和吸收部分紫外线，阻止其射入体内伤害内部组织。皮脂腺能分泌皮脂，汗腺分泌汗液，皮脂和汗液混合，在皮肤表面形成一层乳化皮肤膜，可以滋润角质层，防止皮肤干裂。汗液在一定程度上可冲淡化学物的酸碱度，保护皮肤。皮肤表面的皮脂膜呈弱酸性，能阻止皮肤表面的细菌、真菌侵入，并有抑菌、杀菌作用。

二、皮肤的吸收功能

皮肤并不是绝对严密无通透性的，它能够有选择地吸收外界的营养物质。皮肤直接从外界吸收营养的途径有 3 条：营养物渗透过角质层细胞膜，进入角质细胞内；大分子及水溶性物质有少量可通过毛孔、汗孔被吸收；少量营养物质通过表面细胞间隙渗透进入真皮。

三、皮肤的感觉功能

皮肤内含有丰富的感觉神经末梢，可感受外界的各种刺激，产生各种不同的感觉，如触觉、痛觉、压力觉、热觉、冷觉等。

四、皮肤的分泌和排泄功能

皮肤的汗腺可分泌汗液，皮脂腺可分泌皮脂。皮脂在皮肤表面与汗液混合，形成乳化皮脂膜，滋润保护皮肤及毛发。皮肤通过出汗排泄体内代谢产生的废物，如尿酸、尿素等。

五、皮肤的体温调节功能

当外界气温较高时，皮肤毛细血管网大量开放，体表血流量增多，皮肤散热增加，使体温不致过高。当气温较低时，皮肤毛细血管网部分关闭，部分血流不经体表，直接由动静脉吻合支进入静脉中，使体表血流量减少，减少散热，保持体温。当气温高时，人体大量出汗，汗液蒸发过程中可带走身体的部分热量，起到降低体温的作用。

六、皮肤的代谢功能

皮肤细胞有分裂繁殖、更新代谢的能力。皮肤的新陈代谢功能在晚上 10 点至凌晨 2 点之间最为活跃，在此期间保证良好的睡眠对养颜大有好处。

皮肤作为人体的一部分，还参与全身的代谢活动。皮肤中有大量的水分和脂肪，它们不仅使皮肤丰满润泽，还为整个机体活动提供能量，可以补充血液中的水分或储存人体多余的水分。皮肤是糖的储库，能调节血糖的浓度，以保持血糖的正常代谢。

七、皮肤的免疫功能

皮肤具有很强的非特异性免疫防御能力，是人体抵御外界环境有害物质的第一道防线，它能有效地防御物理性、化学性、生物性等有害物质对机体的刺激和侵袭，对人体适应于周围环境、健康地生长发育和生存起着十分重要的作用。随着生物学和医学免疫学的不断发展，皮肤与特异性免疫之间的相互作用和影响有了深入的研究。皮肤不仅具有很强的非特异性免疫防御能力，而且具有非常重要的特异性免疫功能。

八、皮肤的呼吸功能

皮肤呼吸是指用体表进行呼吸。皮肤主要通过 3 个途径吸收外界物质，即角质层、毛囊皮脂腺及汗管口，其中角质层是皮肤呼吸气体的最重要的途径。角质层的物理性质相当稳定，它在皮肤表面形成一个完整的半通透膜，在一定条件下气体以与水分子结合的形式，经过细胞膜进入细胞内。无论是活的还是死的角质细胞膜都有半通透性，它遵循菲克定律，即在低浓度时，单位时间、单位面积内物质的通透率与其浓度成正比。

第三节　皮肤的光生物学与皮肤光老化

一、皮肤的光生物学

光是自然界中较早被人们认识的一种自然现象，由于地球受到大气层的保护，波长小于 380 nm 的太阳紫外辐射到达地球表面的量不到太阳辐射到地球表面总辐射量的 1%，因此，长期以来，人们对于光照对人体健康的影响一直存在一种错误观念，认为光不能穿透人体，光对人体健康的影响似乎微不足道。而大量的研究表明，有相当数量的光可以透过人体，对皮肤造成不同程度的影响。因此，需要了解有关光的物理特性及其生物学效应。

光是一种连续的电磁波，具有波粒二相性，波长以纳米（nm）为单位，能量以焦耳（J）为单位，剂量单位 J/m^2，且波长越长能量越小。光按波长由短到长依次分为 γ 射线、X 射线、紫外线、可见光、红外线、微波及无线电波等。其中，阳光中的可见光、紫外线、红外线对人体的影响最大。

（一）可见光

可见光中波长最短的是紫光，其次是蓝光、青光、绿光、黄光、橙光、红光。可见光对人体也有一定影响，如蓝光对核酸是安全的，因为它不被核酸所吸收；蛋白质受可见光照射后，将发生光解，同时其溶解度、黏度、对热变性的敏感度及荧光等物理、化学和光学性质均有显著改变；可见光对皮肤相关淋巴循环产生影响，有提高或降低机体免疫功能的作用；对人体 DNA 也会造成不同程度的影响。

（二）红外线

红外线波长比可见光长，在光谱上位于红色光外侧，具有很强的热效应，并易于被物体吸收，通常作为热源，透过云雾能力比可见光强。红外线对人体皮肤、皮下组织具有强烈的穿透力。外界红外线辐射人体产生的一次效应可以使皮肤和皮下组织的温度相应增高，促进血液循环和新陈代谢，促进人的健康。红外线理疗对组织产生的热作用、消炎作用及促进再生作用已为临床所肯定。近红外微量照射治疗对微循环的改善效果显著，尤以微血流状态改善明显，表现为辐照后毛细血管血流速度加快，红细胞聚集现象减少，乳头下静脉丛淤血现象减轻或消失，从而对改善机体组织、重要脏器的营养、代谢、修复及功能有积极作用。此外，红外线还可以使血液中不饱和脂肪酸的二重键或三重键被切断，饱和脂肪酸不容易再被氧化成血脂（过氧化脂质），减少了血管内脂质的沉积，使血管壁光滑，从而减少动脉硬化、白内障等心血管疾病或眼科疾病的发生。太阳光中的红外线对皮肤的损害作用不同于紫外线。紫外线主要引起光化学反应和光免疫学反应，而红外线照射所产生的反应是振动和温度升高所引起的。红外线引起的热辐射对皮肤的穿透力超过紫外线。其辐射量的 $25\%\sim65\%$ 能到达表皮和真皮，$8\%\sim17\%$ 能到达皮下组织，通过其热辐射效应产生皮肤温度升高、毛细血管扩张、充血、增加表皮水分蒸发等直接对皮肤造成的不良影响。主要表现为红色丘疹、皮肤过早衰老和色素紊乱；红外线还能够增强紫外线对皮肤的损害作用，加速皮肤衰老，引起皮肤癌的发展。实验表明，由于皮肤受到紫外线和红外线的双重作用，使用同样的防晒产品和在同样能量的紫外线强度照射下，在户外自然阳光下所测到的 SPF 值（防晒系数）明显低于在实验室人工光源下所测得的防晒效能。

（三）紫外线

紫外线（UV）的波长为 $200\sim400$ nm，又可分为近紫外线、中紫外线、远紫外线。

1. 近紫外线（UVA，$200\sim290$ nm）　在任何地区全年存在，它不仅可以穿透玻璃，而且 80% 的 UVA 可渗透真皮上部，作用于血管及其他组织，能被真皮中的黑素、血红蛋白、胆红素吸收，因此造成皮肤晒黑的现象。

2. 中紫外线（UVB，$290\sim320$ nm）　是引起日晒性红斑最主要的部分，也叫晒斑光谱。可被玻璃所阻挡，主要由皮肤吸收，能产生自由基，使真皮浅层胶原纤维发生嗜碱性变，称为胶原纤维弹力变性，并随病变的发展，其范围越来越广，部位越来越深，其皮浅层小血管也受其影响。UVB 还能损伤表皮细胞，不仅使皮肤产生红斑、水疱，甚至大疱；而且损伤细胞的 DNA，激活原癌基因，使抑癌基因失活，引起皮肤癌。

3. 远紫外线（UVC，$320\sim400$ nm）　UVC 对细胞的杀伤力最强，是诱发红斑和杀灭细菌最有效的紫外线，但大多被地面大气层吸收，只有在雨过天晴的短时间内才可能有极少数到达地面。

因此，UVA、UVB 是造成皮肤光损伤的主要紫外线。

二、光致皮肤老化的防治

（一）概述

皮肤老化是指皮肤组织和皮肤功能性的损伤，而根据损伤的原因不同，皮肤老化大致可以分为内源性老化及外源性老化。内源性老化，又称为自然老化，即机体的自然衰老，是机体正常的老化现象。而外源性老化则是环境因素（紫外线照射、接触有毒化学物质、长期风吹）所致，其中由光照引起的皮肤老化现象称为皮肤光老化，在皮肤光老化中紫外线引起的皮肤老化现象最为明显。

（二）皮肤光老化的临床表现

多见于户外工作者及高原生活者，常发生于光暴露部位，如面、颈、手背、前臂及上胸部。典型表现为皮肤弹性丧失，皱纹增多粗深，皮肤粗糙，色素异常，毛细血管扩张，皮肤无光泽或呈灰黄色。皮肤改变存在着个体差异，可能与不同的遗传背景在日光损伤程度和修复能力上有所不同有关。

（三）皮肤光老化与自然老化的区别

1. 皮肤厚度的改变　光老化损伤是皮肤因有弹性物质的累积而增厚、粗糙，失去弹性；而自然老化则引起皮肤厚度减少、萎缩。

2. 弹性蛋白的变化　光老化的真皮内有大量粗大、蓬乱增生的弹力纤维，到最后成为无定形团块；而自然老化无上述变化。

3. 细胞的改变　光老化纤维细胞活性亢进，真皮内炎症性与肥大细胞的数量增加；而自然老化中，皮肤的血管供应减少，表皮与真皮连接处变扁平。

4. 胶原的改变　光老化皮肤中，成熟胶原纤维数量减少；而自然皮肤老化成熟胶原纤维变得更稳定。

（四）皮肤光老化的发生机制

造成皮肤光老化的紫外线中，UVC 能量最高，UVB 次之，UVA 最弱。太阳所发射出来的紫外线经过臭氧层后到达地表，其中能量最高的 UVC 几乎全部被臭氧层所吸收，实际到达地表的紫外线中大多数是 UVA（95％），UVB 占少数（5％）。但是在相同剂量下，UVB 的生物学效应是 UVA 的 800～1 000 倍。大量实验证实，UVB 在皮肤光老化过程中具有主要作用。UVB 对皮肤的损伤主要包括造成氧化损伤、引起炎症、分解细胞间基质、减少细胞间基质合成、破坏皮肤组织间结构、造成 DNA 损伤、提高细胞突变频率、延缓细胞周期、诱发细胞凋亡等。而这些影响主要是通过活性氧簇（reactive oxygen species，ROS）累积，刺激生长因子受体（epidermal growth factor receptor，EGFR），进而激活丝裂原活化蛋白激酶（mitogen activated protein kinase，MAPK）通路来完成的。

（五）皮肤光老化的预防

预防应当越早越好，最好从婴儿时开始。光老化是个缓慢的过程，首要的不是防止老化，而是要防止晒伤。

衣物是最常用的护肤品，作为防光损伤用，最好穿深色衣服，因为紫外线比较容易穿透浅色衣服。衣物具有很好的光防护作用，无论是天然的还是人工合成的，对紫外线照射均有良好的保护作用，织物厚度决定了织物保护作用的大小，而织物的类型颜色或厚度对于保护作用的大小影响较小。

帽子可为头、颈部皮肤提供光防护。打遮阳伞可以在一定的程度上保护面部、上身。

使用含有 UV 吸收剂和隔离的防晒化妆品是保护皮肤免受日光损害的有效地防护手段，合理使用防晒品不但可以防止皮肤光老化，还有助于已受损皮肤的修复。理想的防晒化妆品应当是光谱防晒或紫外线全波段防护。防晒品对 UVB 的防护效果用日光防护系数（sun protection factor，SPF）来表示，在一定范围内，防晒品的 SPF 值越大，表示防晒功效越强。防晒品对 UVA 的防护效果用 UVA 防护系数（protection factor of uva PFA）来表示，主要反映对 UVA 的防晒黑效果，在一定范围内 PFA 值越大，表示防晒黑效果越强。

一天中，上午 10 点至下午 3 点是阳光最猛烈的时间，这时应尽量避免直晒太阳，即使阴天或雨天也一样，因为长波紫外线能穿透阴云，射进真皮层。

（六）皮肤光老化的治疗

改善皮肤光老化的方法有很多，包括药物治疗、化妆品、外科治疗、注射性治疗、剥脱性治疗、非剥脱性嫩肤治疗等。药物及化妆品治疗存在见效慢、疗效差等缺点；外科治疗、注射性治疗及剥脱性治疗有一定创伤，皮肤恢复缓慢，术后并发症多；非剥脱性激光及射频技术容易造成炎症后色素沉着、瘢痕等并发症，且波长单一、适用范围小。皮肤老化后，一般通过注射肉毒素来抑制皱纹的产生，如果已经出现了皱纹，可以用透明脂酸来填充。

1. 抗氧化剂 维生素 E、维生素 C、β-胡萝卜素等可使用常规剂量，坚持服用是防止皮肤光老化损伤的有效方法。辅酶 Q10 外用能渗透到表皮各层，可有效对抗紫外线照射，有助于对抗光老化的发生。

2. 维 A 酸类药物 维 A 酸能够改善细小皱纹、色素不均、皮肤松弛和粗糙，组织学证明能够增加表皮厚度，减少黑色素，增强表皮和真皮连接。经常可以在化妆品中见到维 A 酸，维 A 酸是目前应用最多的治疗皮肤光老化的药物，0.05％维 A 酸，1 次/d，外涂面部，共用 24 周。皮肤光老化的一些表现如皱纹、色素斑、粗糙及松弛等均有明显改善。

3. 激光治疗 光子嫩肤实际上就是利用脉冲强光对皮肤进行一种带有美容性质的治疗，其功能是消除/减淡皮肤各种色素斑、增强皮肤弹性、消除细小皱纹、改善面部毛细血管扩张、改善面部毛孔粗大和皮肤粗糙，也能改善发黄的皮肤色彩等。激光已越来越多地用于皮肤光老化的治疗，并取得一定效果。高能 CO_2 激光逆转表皮和真皮的光老化改变，$Nd:YAG$ 激光也广泛用于面部除皱治疗。CO_2 激光相比创伤较轻，临床复合较快，但治疗效果较差。CO_2 激光和 $Nd:YAG$ 激光联合治疗可提高临床治疗效果，减轻创伤反应。

第四节　气候环境对皮肤的影响

一、气候变化对皮肤的影响

在一年四季中，春季阳光紫外线含量最高，冬季紫外线含量最低。科学家还就人们对紫外线的敏感性做了各方面的统计。按季节分，春季敏感性最高，冬季则最低。按人的工作环境来分，室内工作者对紫外线的敏感性高，室外工作者较低。按年龄组分，青春期人对紫外线敏感性高，幼儿与老年人敏感性低。按性别来分，女性对紫外线的敏感性高，男性则较低。

春、夏季节，太阳光照较强，气温较高，人体的皮脂腺活动相对旺盛，皮肤相对润泽，在此季节，可针对个人皮肤性质进行防晒及其他护理。进入冬季，人体的新陈代谢能力逐渐降低，皮脂腺分泌开始减少，皮肤表面细胞更新时间延长，需加强保湿护理，防止气候干冷引发冻疮等病症。此外，坚持和保证健康的饮食习惯、充足的睡眠时间、适量的体育锻炼，也是防止气候变化危害皮肤健康的有效途径。

二、环境对皮肤的影响

（一）湿度对皮肤的影响

皮肤的湿润通常由埋藏在角质层细胞间的神经酰胺等"角质细胞间脂质"、角质层含有的"天然保湿因子"和覆盖于皮肤表面的"皮脂膜"三种物质来保持。天然保湿因子可抓住水分不让水分离开皮肤，而角质细胞间脂质能够携带水进入皮肤、阻碍水分流失。由于皮脂膜和天然保湿因子等成分的减少会导致肌肤阻碍水分流失的功能低下，为防止水分流失，使用保湿剂是非常必要的。研究数据表明，洗澡后 1 min 涂保湿剂和 1 h 后涂保湿剂，保湿效果并没有差距，因此，如果习惯洗完澡后干干净净地涂保湿剂，保持习惯惯性即可。实验结果表明，一天涂三次保湿剂的效果最好。由于保湿剂并无副作用，因此当自己感到皮肤干燥不适时，也可适当涂保湿剂。一旦气温下降，皮肤分泌的皮脂就会减少，眼睛和嘴周围的皮肤的屏障功能会下降，而一旦皮肤持续干燥，网状肌理就会崩塌形成皱纹。脸是最常暴露在空气中的部分之一，因此也非常容易受到寒冷和干燥的影响，想要保持健康的肌肤，就要首先从养生保湿的好习惯开始。房间的湿度也对保湿剂的效果有影响，一旦房间里的湿度过低，保湿了的肌肤很快又会干燥，因此，如果房间湿度过低，不妨考虑使用加湿器来保持房间湿度，同时保持保湿剂对肌肤的保湿效果。

（二）温度对皮肤的影响

除了体温外，人还有"皮肤温"，也就是皮肤表面的温度。在环境温度为 23℃ 时，人的额部皮肤温一般为 33～34℃，手为 30℃，脚为 27℃。在春、秋季，让室温保持在 20℃ 左右人感觉最舒服。常说温暖如春，就是指北方春季的室外气温平均为 20℃ 左右。同时，20℃ 也是最佳睡眠温度。室温在 24℃ 以上时，睡眠会变浅，睡眠中的身体动作和醒转次数增多。睡眠温度在 18℃ 以下，也会容易醒转，不容易进入深度睡眠。因此卧室室温一般以 20℃ 左右为佳，湿度以 60% 左右为宜。如果是办公室，温度最好恒定在 17℃，这是最适合人类思考的环境温度，也是最佳学习温度。

温度越高，皮肤的新陈代谢越快，皮脂腺、汗腺分泌也越旺盛，较多的皮脂与代谢产物堆积在皮肤表面，与外界的灰尘、细菌黏合附着，易导致粉刺或脓疱形成。因此春季可以根据皮肤性状，选用保湿效果好的护肤品、油脂适当的护肤霜，做好防晒、防过敏工作；夏季护肤品选择重点在于控油补水、防晒和修复皮肤；秋季外界温度逐渐降低，皮肤代谢逐渐减弱，此时的化妆品应选择以增加皮肤水分、油脂为主；冬季寒冷干燥，温度低下，皮肤血管收缩，新陈代谢缓慢，皮肤的含水、含脂量明显减少，因此冬季护肤品的选择应以给皮肤补充营养、补油补水、润泽皮肤为目的。

（三）紫外线对皮肤的影响

1. 皮肤日晒红斑　日晒红斑即日晒伤，主要由 UVB 所致。红斑的产生伴随着分子和细胞的生物学改变，包括皮肤表皮层出现日晒伤细胞和真皮层炎症细胞的浸润。日晒红斑与细胞凋亡有明显关系，凋亡的角质形成细胞即为日晒伤细胞，日晒伤细胞的形成是防止上皮细胞恶变的预防机制。

2. 皮肤日晒黑斑　皮肤日晒黑斑是表皮内色素增加或经紫外线照射后皮肤直接出现黑化或色素沉着，是人类皮肤对紫外线辐射的另一种肉眼可见的反应。UVA 在人体皮肤晒黑中起重要作用。皮肤接受适量阳光照射后，表皮内黑色素再分布，有利于阻止紫外线进入皮肤深层，对皮肤有一定的保护作用。而大量接触太阳辐射，可使皮肤产生色素过度沉着，对健康不利。

3. 皮肤光老化　暴露皮肤的老化约 90% 由紫外线的光老化作用引起。近年来很多研究表明，UVA 与皮肤老化关系密切，UVA 还可扩大或协同 UVB 的光老化作用。

4. 皮肤光敏反应　人体接触或服用药物等化学物质后接受光照可引发皮肤光敏反应，药物是最常见的致病物质。皮肤光敏反应好发于人体暴露最多的部位，其作用光谱包括 UVA、UVB 和可见光波段，其中 UVA 起主要作用，其表现形式为皮肤光毒反应和皮肤光变态反应。

5. 皮肤肿瘤　国际癌症研究署已确认紫外辐射是一个完全的致癌因子。它既能引发突变，又有促进生长发育的作用。有足够的证据表明，紫外线照射与人皮肤恶性黑色素瘤（CMM）、基底细胞癌（BCC）及鳞状细胞癌（SCC）的发生有因果联系。紫外线诱导皮肤肿瘤主要发生在白种人，其次是黄种人，对黑种人不明显（有色人种的皮肤肿瘤发病率很低）。

第二章　皮肤的美容保健

第一节　皮肤美容心理

随着生活水平的提高和竞争压力的增大，人们对自身形象的要求越来越高。个人形象在社会生活中占据越来越重要的作用。由于皮肤覆盖在体表，是看得见、摸得着的器官，稍有一点改变就会引起人们的注意。同时，皮肤是表现人体美的重要组成部分，爱美之心人皆有之，皮肤外观的改变很容易引发患者的心理变化。

一、皮肤美容患者心理问题

（一）自卑心理

情绪低落、孤僻、寡言，对生活、工作失去信心。悲观厌世，甚至有轻生之念。适当有效的美容治疗将是唤起其生活勇气、改变其生活现状的有效方法。

（二）性格敏感

患者由于对自己容貌的缺陷过分关注而多疑，误认为他人的谈论是对自己进行嘲弄，容易偏激，造成情绪失控，危害身心健康。

（三）夸大事实

将自身极小的缺陷过分夸大，产生焦虑、恐怖、抑郁情绪，四处治疗。对以往治疗中微小的偏差耿耿于怀、纠缠不休，几乎达到无法正常生活、工作的地步。

（四）焦虑

求医心切，急不择医，上当受骗，不仅没有更美反而越治越糟，甚至毁容。

（五）幻想情绪

对治疗效果估计过高，期望一次治疗能有良好的效果。

（六）恐惧心理

对治疗顾虑重重，担心达不到理想疗效，害怕疼痛和出现并发症，以至迟迟不能开始正常治疗，错过治疗时机。

二、皮肤美容患者心理问题的应对方法

接诊者除要具备审美观外，还要具备一定的心理学知识，以及敏锐的观察力。同情患者并与其仔细交谈，取得患者完全信任的从业者，才能发现患者要求治疗的真正动机和期待。

（一）术前医患之间有效沟通

首先医师应以自己的仪表、言语给患者创造一个良好的第一印象，形成心理相容因素，要求医师详细分析患者的心理，充分了解和评估患者的心理状态，通过交谈解除他们的思想顾虑。有些求美者因存在心理障碍，往往难以单纯通过治疗解决问题，他们需要的是心理疏导，而不只是美容治疗，如果对不该治疗的患者进行治疗，不仅达不到美容的效果，还可能会造成心理伤害，从而导致医疗纠纷。因此美容医护人员选择手术患者要慎重。医师应一并交代治疗效果、副作用及治疗无效或失败的可能性，防止部分患者期望值过高，如果治疗达不到其预期效果，则患者难以接受。

（二）改善治疗室工作环境

提高工作人员的服务质量，介绍科室的技术、成果和特色，以及同样治疗的成功范例，用正面的事实消除他们心中的顾虑，增强患者治疗的信心。笔者在治疗中发现患者的信心对治疗很重要，包括坚持治疗的毅力和对医师的信任程度，能坚持治疗并保持对治疗的信心的患者一般都能取得良好的治疗效果。

（三）术前、术中、术后准备工作

充分做好治疗前准备，及时、客观、准确地做好各项医疗记录，根据治疗项目，完善各项检查。术前充分准备，签署治疗协议书，严肃认真完成治疗前照相、治疗设计等工作。在治疗过程中，严格执行消毒隔离制度，并严格按照操作规范进行治疗。特别是治疗前、后及恢复期更是要照相对比，并作为原始资料严格管理，随时出示有力的资料。

（四）治疗后随访工作

紧密医患关系，加强治疗后随访。能够及时发现一些早期不良反应，并及早发现后期一些可避免的后遗症。采用通俗易懂、普及的疾病知识作为教育内容，做好宣传教育工作。根据患者的心理状况、生活方式等分析发病原因，结合患者的受教育程度、文化背景及对致病的危险因素的认识来进行指导，如银屑病患者嘱咐其一定要保持精神愉快、睡眠充足，减少复发次数，让患者了解疾病的预防、治疗方法及日常生活注意事项，增强患者防病意识。如出院后的饮食指导，告诫患者勿用碱性化妆品，药量增减须遵医嘱，如有异常及时复诊等。

因此，皮肤美容患者的心理状态对美容治疗的效果影响较大，经过充分沟通，患者对治疗效果有了恰当的期望值，理解治疗过程中的副作用、并发症，并配合治疗，才能取得相对较好的治疗效果。

第二节 皮肤的保健与护理

一、皮肤的保健

（一）养成良好的生活习惯

1. 心态稳定，情绪乐观 个体良好的精神状态、舒畅的心情对皮肤的性状有良性的影响，这样可以使副交感神经始终处于正常兴奋状态，在副交感神经的调节下，皮肤血管扩张、血流量增加、代谢旺盛，皮肤肤色红润、焕发容光；相反，心情压抑、焦虑、忧愁或紧张均能加速皮肤的老化，皮肤代谢衰退，缺乏生机，面色黯淡或灰黄。

2. 睡眠要充足　不同的个体其生物钟也不相同，但基底细胞一般在晚上 10 点至凌晨 2 点代谢最为旺盛，规律的、按时的睡眠习惯及充足的睡眠时间对维持皮肤新陈代谢及正常的生理功能十分重要，同时睡眠时大脑皮层处于抑制状态，能消除人体的疲劳，恢复人的体力和精力，皮肤也能保持正常的性能。成人应保持 6~8 h/d 的睡眠时间，不能保证充足的睡眠时间或失眠的个体一般会因为皮肤不能正常更新而变得肤色暗淡无光。

3. 饮食要合理　皮肤维持正常代谢、保持健美需要蛋白质、脂肪、糖、维生素和微量元素等物质，因此，在日常饮食上，除了蛋白质、糖及脂肪三大营养物质充分供给外，还要进食一些富含维生素及微量元素的新鲜的蔬菜和水果，这类物质能让大便保持通畅，肠道内的有毒物质被及时地排出，能达到美容养颜的效果。所以，要坚持合理的饮食结构。如果维生素和微量元素缺乏，皮肤会出现干燥、脱屑、红斑、色素沉着。同时，还要避免不良的饮食习惯，如吸烟、过量饮酒，这些不良的习惯能加速皮肤衰老，影响到皮肤，尤其是面部皮肤的美观。

4. 加强体育锻炼　体育锻炼能增强皮肤的呼吸代谢功能，增加血液的供氧，促进对代谢废物的排泄，同时，还能增加皮肤对氧、负离子的吸收，增强皮肤对外界环境的适应能力，使皮肤永葆青春健美。

（二）做好皮肤的保健

1. 清洁皮肤　皮肤由于覆盖在人体的表面，外界的灰尘、污垢，以及皮肤自身的代谢排泄物、微生物等，均可堵塞毛囊孔、汗腺口，影响皮肤正常的生理功能，因此，要经常地清洗皮肤，这样可以保持皮肤的洁净，促进皮肤的正常代谢，保持皮肤的健康。

2. 预防皮肤老化　在外出时要注意避免强烈日光的照射，可以打伞遮挡、穿浅色衣服或涂抹防晒剂。坚持规律地自我面部保健按摩，这种措施能改善皮肤血液循环、加速皮肤新陈代谢、增强皮肤细胞活力、防止真皮乳头层萎缩、增强弹力纤维的活性，使皮肤富有弹性，增强抗衰老能力。适当地使用化妆品，可以依据自己的年龄段、自己的皮肤类型及外界的气候环境变化等因素来选择具有抗衰老、保湿及美容效果的化妆品。皮肤和机体的其他器官一样，会随着年龄的增长会逐渐衰老，由于皮肤覆盖于人体表面，这种岁月沧桑的痕迹往往会表现在皮肤上，尤其是面部的皮肤上，如出现眼睑下垂、出现鱼尾纹、额头出现皱纹，最终人体的全部皮肤变得松弛，这也标志着一个人的衰老，其生命里程逐至暮年，至今，还没有有效的方法来阻止这种自然的生理演变。

二、皮肤的护理

（一）不同类型皮肤的特点及护理

1. 油性皮肤　皮脂分泌旺盛，多数人肤色偏深、毛孔粗大，以至出现橘皮样外观，容易黏附灰尘和污物，引起皮肤的感染与痤疮等，但对外界刺激的耐受性强，不易发生过敏反应。

护理要点：油性肌肤的油分虽多，但多数缺水，因此保持皮肤清洁，控油补水尤为重要。使用油分较少、清爽型、抑制皮脂分泌、收敛作用较强的护肤品。白天用温水洁面，选用适合油性皮肤的洗面奶，保持毛孔的畅通和皮肤清洁；洗脸后，运用收敛性化妆水或控油抗痘爽肤水，减少油脂分泌，加快油脂分解；入睡前选择控油补水的面膜，然后用清爽的水剂和精华，勿用油份高的护肤品。假如面部出现感染、痤疮等疾患，应及早治疗，以免病情加重，损伤面扩展，愈后留下瘢痕及色素沉着。同时，尽量少食用辛辣、刺激、油炸食品，也要少食甜食，饮食以清淡为主。可以多吃维生素 B_2、维生素 B_6 以增加肌肤抵抗力。

2. 干性皮肤　干性皮肤的特征是皮脂分泌少，皮肤干燥，缺少光泽，易产生皱纹、色素沉着和过敏反应。但是外观上显得比较细致，毛孔不明显，无油腻感。

护理要点：保证皮肤有充足的水分，防止皮肤老化和色素生成是最重要的。选用非泡沫型、碱性度较低的洁肤产品清洁，运用补水保湿的爽肤水和乳液来补充皮肤的水分，滋养肌肤，多做按摩护理，促进血液循环，注意使用滋润、美白、活性的修护霜和营养霜。调节皮肤的油水平衡。使用护唇膏和滋润营养的眼霜，每晚使用补水保湿面膜以滋养肌肤。饮食要注意选择一些脂肪，维生素含量高的食物，如牛奶、鸡蛋、新鲜水果和蔬菜等，尽量不要饮用含咖啡因的饮料。

3. 中性皮肤　中性皮肤是一种比较理想的皮肤，常见于未成年人，其外表光滑细致，既不干燥，也不油腻，汗腺、皮脂腺排泄通畅，对外界风吹日晒等刺激有一定的耐受性。

护理要点：中性皮肤的护养要留意的是随着气候、环境的变化来适当选择护肤品。

4. 混合性皮肤　混合性皮肤是指一种皮肤呈现出两种或两种以上的外观（同时具有油性和干性皮肤的特征）。多见于 T 区部位易出油，其余部分则干燥，同时伴有粉刺发生。

护理要点：按偏油性、偏干性、偏中性皮肤分别侧重处理，在使用护肤品时，先滋润较干的部位，再在其他部位用剩余量擦拭。注意适时补水、补营养成分、调节皮肤的平衡。

（二）不同年龄皮肤的护理

1. 年龄与皮肤的关系　随着年龄的增长，体细胞的分裂周期会延缓，甚至到了某个年龄的时候，细胞将不再分裂，从而造成了一些衰老细胞、坏死细胞增多，这些细胞对身体的新陈代谢、物质的畅通输送产生了很不好的影响，当然还有很多其他方面的影响。随着时间的积累，这些细胞的数量达到一定的程度时，人体皮肤开始变粗糙、变黑、出现皱纹等。

2. 婴幼儿皮肤护理

（1）胎脂处理：胎脂又对皮肤有保护作用。出生后数小时开始逐渐被吸收或自然从皮肤脱落消失，因而不必洗去或部分擦去，但头皮、耳后、腋下及其他皱褶处的血迹及胎脂可用温开水轻轻拭去。

（2）严防擦伤：新生儿表皮角质层、颗粒层菲薄，易因擦伤皮肤而导致细菌感染，严重者可致败血症。保持皮肤卫生固然重要，但护理处置手法必须轻快，严防擦伤皮肤。

（3）洗澡适度：小儿初生后一般不主张全身洗澡。在脐带脱落之前仅用消毒纱布蘸温开水将头皮、耳后、面颈部及其他部位皮肤皱褶处轻轻擦拭干净。尿布区及皮肤皱褶处涂以药用植物油，除会阴及臀部外不用水洗。待脐带脱落、胎脂消失之后，方可开始盆浴。洗浴时宜用无刺激性小儿皂，浴后用清洁纱布或软毛巾吸干，不可揩擦以免伤及皮肤，水被吸干之后，于皮肤皱褶处扑以少许药用扑粉。洗澡宜适度，一般夏天1次/d，冬季每周1～2次即可。

（4）衣着宽松：小儿皮肤娇嫩，易出汗，对冷热调节差，衣着应柔软、干净、宽松，以吸水保暖强的棉布衣料为宜。为减少对皮肤的摩擦、压迫、刺激，不要用羊毛、丝绸、人造纤维等衣物。深色布衣对皮肤有刺激，易引起刺激性皮炎。衣服要勤洗勤换，式样以斜襟衣为好，对用防蛀剂贮放过的衣物，建议勿用为好。

（5）注意保暖：新生儿末梢血液循环较差，同时体表面积相对比成人大，脂肪层薄，以及体温调节能力欠佳，遇冷后易引起浅部血管运动阻滞，皮肤易丧失热量，尤其是未成熟儿常倾向于低体温，宜放暖箱内进行保温护理。

3. 青少年皮肤护理　青少年的脸上一般都布满了青春痘，为了更好地帮助各位青少年朋友，这里介绍一下青春痘患者应该如何洗脸。

（1）选择正确的清洁用品。一般的青春痘是由于青春期皮脂腺分泌过盛造成的，所以洁肤用品一定要选择清爽型、低刺激性的，也可以用洁面香皂。

（2）在水温控制上，通常使用与体温差不多的温水就可以了，但注意一定不能用热水，因为热本身就是一种刺激，会使皮脂腺分泌得更快。

（3）在洗脸的时候，最好使用流动的水，而且一定要清洁彻底。一旦脸上遗留下些清洁品的残渣，其中所含的碱性物质就会刺激脆弱的脸部皮肤，可能导致痘痘更严重。

4. 中年人皮肤护理

（1）调节情绪：避免心情长期忧郁、精神萎靡，或长时间处于紧张、恐惧、压抑的状态。因为这样可以造成皮肤血液循环不良，营养供给不足，导致过早衰老。

（2）保持充足的睡眠：皮肤在夜间会进行活跃的新陈代谢，所以必须给皮肤休息及代谢的时间。补充营养在夜间也很重要，可以在睡眠之前，用一些夜间护理产品，并轻微按摩，但前提是必须先做好清洁工作。

（3）保持皮肤清洁：清洁是保养皮肤的根本，脸上的灰尘使皮肤灰暗失去光泽，不利于护肤产品的吸收。所以无论早晚，一定要对皮肤进行深层清洁，并定期到专业护肤中心，进行深层清洁和专业的护理。

（4）注意饮食营养：中年人护肤，更需要有蛋白质和适量的胶质，以维持和促进皮肤细胞的新陈代谢保持好的状态，增强皮肤的光泽度和弹性，还需要丰富的维生素和矿物质。另外护肤更离不开饮水，水是最廉价的美容护肤品。中年人每天至少喝1 000 mL水。

（5）戒酒戒烟：吸烟和大量饮酒会严重损害皮肤，引起肤色发黄或苍白，加速皮肤的衰老。

（6）避免暴晒：长时间接受阳光中紫外线照射，会导致皮肤粗糙、起皱、加重局部色素沉着，所以每天都要使用防晒化妆品，夏、秋季外出要打伞。

（7）适当加强体育锻炼：适量的体育运动和适当的按摩，可以加速皮肤的血液循环，加快新陈代谢。

5. 老年人皮肤护理　老年人穿用的内衣裤，应选用质地柔软、光滑、吸湿性能强、通气性好的纯棉、麻丝织品。衣服适当宽松，可减少对皮肤的磨损，同时有利于皮肤代谢的排泄，预防皮肤病。洗净的内衣裤，应把贴身面外翻晾晒，充分利用紫外线的直射杀菌作用。老年人的床铺，应保持柔软、平整、清凉、干燥，骨突处、受压部位可放置海绵垫，分散压力，避免体重集中压迫某部位，是预防褥疮的有效方法。一般压迫不应超过 2 h。同时要控制皮肤的干湿度，保持皮肤表面不过干、过湿，是皮肤护理的关键。粪便、尿液或汗液，常使褥疮形成危险加大。对于失去自理能力的老年人翻身或搬动时，应托起老年人，禁忌拖拉，防止衣扣、碎屑损坏皮肤。皮肤潮湿，应用软毛巾吸干水分，禁忌用力擦拭。床铺宜用平板加软垫，既防止驼背和脊柱畸形，又可保护皮肤。根据季节选用护肤品，定期地做皮肤护理，正确地做皮肤按摩，特别是面部按摩，可促进血液循环，使皮肤富有光泽和弹性。应避免各种对皮肤能产生刺激的因素，这些因素包括风吹日晒、使用劣质化妆品、过度地吸烟饮酒、睡眠不足等，都应尽量避免，防患于未然。值得一提的是，由于审美观的不同，有些中老年人因白发而去染发，染后顿觉精神焕发，对其心理上也是有益的，但要注意如染发后发生过敏性皮炎则应停用。

三、化学换肤技术

化学换肤术又称之为化学剥脱术，即针对皮肤缺陷，使用化学试剂破坏一定深度的皮肤，让相应层次皮肤组织重新修复，以达到调整肤质、恢复皮肤正常外观的目的。在我国古代，就有用水果、植物敷面嫩肤的传统，即采用了果酸的治疗原理。果酸是近年最常用的浅层换肤试剂之一。

（一）化学换肤的分类

化学换肤依据作用的深度可以分为 3 种。

1. 浅层换肤　破坏表皮，作用达到真皮乳头层。

2. 中层换肤　破坏表皮和真皮浅层，作用达到真皮网状层浅层。

3. 深层换肤　破坏表皮和真皮浅中层，作用深达真皮网状层的中层。

（二）果酸的结构、种类及作用

1. 果酸的结构　果酸多数是从植物中提炼的一组化学结构相似的化合物，可分成 3 类。

（1）α-羟酸（AHA）：指在羧基（—COOH）后面第一个（α）碳原子位置上有一个羟基（—OH），其相对分子质量小，水溶性和渗透力强。常见的 AHA 分子量由小到大依次是甘醇酸（76）、乳酸（90）、苹果酸（134）、酒石酸（150）。甘醇酸是果酸中分子量最小的，最易渗透皮肤的表层，吸收效果也最明显。

（2）β-羟酸（BHA）：指在羧基后面的第二个（β）碳原子上有一个羟基；与 AHA 相比，BHA 更稳定、刺激性更小。BHA 用于换肤的浓度为 20%～30%。

（3）多聚羟酸（PHA）：指在羧基后面几个碳原子都有羟基；它们在结构上与 AHA 类似，在 α 位置上都有一个羟基，因此也属于 AHA 的一种。常用的有葡萄糖酸内酯和乳糖酸。分子上更多的羟基使 PHA 在吸湿性方面较传统的 PHA 更为显著。

2. 果酸的作用

（1）对表皮的作用：调节角质化过程（细胞更新），松解角质层细胞间的粘连（桥粒），使过度堆积的角质细胞分离脱落，使角质层更致密、更光滑，预防和疏通毛囊口堵塞，激活表皮更新，加快皮肤新陈代谢，使皮肤恢复更年轻状态，减少皮肤的细纹和皱纹。

（2）对真皮的作用：刺激真皮细胞更新，刺激胶原的生成，提升肌肤的弹性和张力，减少皮肤的细纹和皱纹，保持皮肤柔润，富有弹性。提升皮肤保湿度，果酸分子结构中的亲水基团能提升表皮的抓水能力；果酸刺激真皮黏多糖的生成，提升真皮细胞的水合能力。

（三）果酸的应用

1. 果酸在皮肤科治疗及美容中的应用

（1）痤疮：果酸可以使皮肤角质层粘连性减弱，以纠正毛囊上皮角化异常，使毛囊漏斗部引流通畅，皮脂顺利排出，防止皮脂堆积、堵塞毛孔；同时果酸能淡化色素沉着、修复浅表瘢痕等作用。常用浓度为 $20\%\sim50\%$。

（2）黄褐斑、炎症后色素沉着等色素性疾病：果酸可加速角质形成细胞脱落，使表皮重塑，抑制黑素的形成，使色斑变浅、消退。常用浓度为 $20\%\sim30\%$。

（3）皮肤老化：果酸可增加表皮厚度和真皮黏多糖和透明质酸含量，使胶原形成增加，从而改善光老化引起的皮肤松弛、粗糙、皱纹、毛孔粗大等。常用浓度为 $30\%\sim70\%$。

（4）鱼鳞病、毛发苔藓、毛周角化症、脂溢性角化等：果酸可以使皮肤角质层粘连性减弱，促进表皮细胞的松解，以纠正角化异常。常用浓度为 $50\%\sim70\%$。

2. 果酸的临床操作、禁忌证及不良反应的处置

（1）果酸治疗液：采用甘醇酸，是 α-羟酸中分子量最小、更易渗透皮肤、更温和的一种酸液，属于浅表层换肤；果酸活肤治疗酸液为 20%、35%、50%、70%，相对应的酸液 pH 值分别为 1.6、1.2、1.3、0.6，100% 游离酸的生物利用度 $>99\%$；羟基乙酸 20%、30%、50% 作用于皮肤浅表层，羟基乙酸 70% 作用于皮肤中层。

（2）果酸治疗操作流程：先将患部用专用清洁剂洗净后，再将高浓度的甘醇酸（$20\%\sim70\%$）由额头、鼻子、脸颊、下巴的顺序涂抹，数分钟后喷上中和液，终止甘醇酸的作用；之后再冷敷以减轻疼痛及充血；接着涂上营养霜保护。在治疗的过程中，患者会感到有些灼痛。术后两天内治疗区还会发红、疼痛。若有结痂，会在 7 d 内自行脱落，绝对不可以抠。一般而言，需要 8～10 次的换肤才能达到较佳的疗效。而每次换肤须间隔 2～4 周。

（3）禁忌证：对果酸溶液过敏者；治疗部位有过敏性皮炎的患者；面部有细菌或病毒感染性皮肤病（如单纯疱疹、寻常疣）者；有免疫缺陷性疾病的患者；在 6 个月内口服或外用过维 A 酸类药物者；正在口服抗凝药或吸烟者，因皮肤愈合速度慢，不适合做果酸治疗；近期接受过手术（有正在愈合的伤口）者；近期接受过放射治疗的患者；对光防护不够或有日晒伤者；有肥厚性瘢痕或瘢痕疙瘩病史者；在 6 个月内局部做过冷冻治疗者；孕妇；有炎症后色素沉着或色素减退的病史者。

（4）不良反应的处理：灼热发红，冰敷加冷喷 15 min，冷藏凝胶敷面 10 min。白霜，冰敷加冷喷 15 min，冷藏修护类的面膜敷面 10 min，每天早晚配合修护类产品活性乳，治疗 1 周后的 1～2 d 每晚敷修护保湿面膜，结痂 3 d 后自然脱落。痒、丘疹症状一般发生在治疗后 1～3 d，也是皮肤屏障受损后的自我修护的炎性反应，此时皮肤应停用所有的护肤品，进行抗过敏治疗。

3. 果酸在美容护肤品中的应用　果酸产品主要包括清洁剂、保湿剂、面膜等。其浓度为 1%～8%。

第三节　毛发的保健与护理

一、毛发概述

（一）毛发

毛发是皮肤的附属物，由皮肤衍变而来，毛发由毛干和毛根组成，外露部分叫毛干，皮肤内的部分叫毛根，毛根外面包有毛囊。毛囊底部的上皮细胞分裂繁殖，使毛发不断生长。如果毛囊损坏，则毛发不能再生。毛囊上附有斜行的平滑肌束称立毛肌。立毛肌收缩，能使毛发竖立，引起"鸡皮"现象。毛发有保护皮肤和保持体温的作用。一个人的头发有 10 万根左右，夏天防晒，冬天防冷，还能减少头部机械损伤。眉毛和睫毛可以防止异物落入眼内，鼻毛可以阻止灰尘侵入。面部、躯干、四肢皮肤上还有许多细小的"汗毛"，也同样有保护作用。

（二）毛发结构与特点

毛发由毛干和毛根两部分组成。伸出皮肤外面的部分称为毛干，埋在皮肤内部的称为毛根。毛根周围包有上皮和结缔组织组成的毛囊，其四周含有丰富的血管和神经，基部增大呈球状，叫作毛球。毛球底部凹陷，内为富含血管和神经的结缔组织，称为毛乳头。若毛乳头破坏或萎缩，则毛发不能生长。毛根与皮肤表面所成的钝角侧有一束斜行的平滑肌，称立毛肌。立毛肌的一端附着在毛囊上，另一端终止于真皮浅部，其受交感神经支配，收缩时使毛发竖立，皮肤呈现鸡皮样改变。

（三）毛发的生长周期及调控

1. 毛发的生长周期

（1）生长期：生长期的头发生长 0.27～0.40 mm/d，持续 2～7 年，以连续的生长为特征，然后进入退行期。

（2）退行期：此时头发停止生长，易脱落，一般为 2～3 周，然后进入休止期。

（3）休止期：休止期一般持续 3～4 个月，直到新的毛囊周期开始。

2. 调控毛发生长的因素

（1）遗传：遗传因素从根本上决定了毛发的质地、密度、颜色等特性，不同的种族、个体、不同的年龄阶段，毛发有着很大的区别。患有某些遗传疾病的个体，先天即存在毛发生长发育的缺陷。

（2）营养：食物摄入量的减少可使头发生长迟缓；如果生物中蛋白质的含量减少，即使食物总量正常也可使头发生长受到抑制；低脂或无脂可引起脱发，而过多的摄入脂肪又可使皮脂腺过度肥大，功能亢进，影响头发的生长。维生素 A 的缺乏可引起头发的脱落；维生素 B 族、叶酸的缺乏可引起头发的干枯或缺少色泽。锌、铁的缺乏可引起头发的脱落；铜的缺乏可使毛发的色素减少。

（3）内分泌：临床发现肾上腺皮质功能对维持正常女性阴毛是必要的，肾上腺皮质功能亢进者可引起多毛；脑下垂体前叶功能低下者头发稀少而干枯；男性激素常导致男性秃发，而女子阴毛、腋毛的生长与女性激素有关；甲状腺功能的正常是头发生长所必需的，甲状腺功能减退则儿童胎毛持久不退，而甲状腺功能亢进者头发、阴毛、腋毛会发生脱落，其功能低下时头发减少并呈灰白色。

（4）神经：毛囊的许多神经丛和神经末梢虽然不能直接滋养毛发，但神经功能的紊乱可引起毛乳头血管舒缩紊乱，使毛发生长所需营养供应不足，引起毛发生长的长度和密度降低。

（5）其他：X 线照射会影响生长期的毛发，使毛发脱落；乙醚、苯等刺激物可使休止期毛发脱落；某些医学真菌可使生长期的毛发感染而使其生长受到影响。适当的户外活动、阳光的适量照射则有助于毛发的生长。

（四）毛发的颜色

1. 黑素细胞　黑素细胞（melanocyte，MC）起源于胚胎神经嵴，在胚胎发育第 7 周进入表皮。在胚胎移行中，有少数成黑素细胞（melanoblast，MB）中途停滞或转化为无黑素静止的黑素细胞，胚胎时期的黑素细胞不合成黑素。阴部和头部的色素沉着是母体内对皮肤的特异性类固醇刺激的结果。

2. 影响毛发颜色的因素　毛发颜色主要决定于毛囊黑素细胞所含黑素的种类和数量。黑素来源于黑素细胞。红发中，黑素细胞含棕黑素小体，主要合成棕黑素。金色毛发是由于其黑素细胞产生真黑素小体，同时合成真黑素和棕黑素。黑素小体未完全黑素化，黑素颗粒较少。调节黑素合成的因素均对毛发颜色有显著影响。另外，无机成分、有无空气泡及毛表皮构造也有影响，如含铁色素呈红色、有气泡则色淡。毛发中微量元素不到三百分之一，但对毛发颜色有影响。黑色头发中含等量的铁和铜；金黄色头发含钛较多，红褐色头发含钼较多，红棕色头发含有较多的铜、铁和钴。头发中含镍较多时，头发就变得灰白。随着年龄的增长，头发变灰、变白，但个体差异较大。毛发变灰、变白是毛囊中黑素细胞减少的结果。

二、毛发的保健

（一）毛发的物理特性

1. 物理性保护作用 毛发可以缓冲外界的机械性刺激，保护局部的皮肤。如头发可以保护头皮，防止外力和外界环境对头部的不良作用。这种作用在婴幼儿中更为重要。由于头发的存在，头皮不易直接接触外界物质，因而接触性皮炎较其他暴露部位少见。毛发也可以减轻紫外线对皮肤的损伤作用，日光中的紫外线照射可促进黑素的生成和输送，产生晒斑。头发覆于头皮，具有屏障作用，可防止紫外线的过度照射，保护深部组织免受损伤。此外，还有诸如鼻毛能阻止灰尘进入呼吸道、腋毛能减少局部摩擦等。

2. 调节体温 毛发具有保温作用，这与角蛋白不易导热有关，所以我们用羊毛或其他兽毛做衣服来御寒。在人类，由于进化的结果，由汗腺代替了毛发对体温的调节作用，但在头皮，厚厚的头发可以帮助抵御冷空气对头部的侵袭。

3. 引流水分和汗液 由于毛发位于皮肤的最外层，淋浴或淋雨时毛发可把水分从皮肤上引流而下，眉毛可使额部淌下的汗水不流入眼睛。被毛处由于面积增加，可加速汗液的蒸发。

4. 触觉作用 毛囊有丰富的神经丛，对触觉极为敏感。如碰睫毛可引起闭眼反应。

5. 性征 人体毛发是第二性征的表现，体现男性和女性气质，是重要的美容部位。

6. 其他 可通过毛发鉴定血型、DNA，以及通过测定各种微量元素来判定疾病，对法医鉴定有很重要意义。

因此，毛发对于机体的正常生理功能的维护发挥着重要作用，而头发作为人体毛发的重要组成部分，有保护头皮、减少外来的机械性和化学性损伤、防止头部遭受强烈的日晒及冬季保温、夏季散热等作用。

（二）毛发类型

人体上生长的毛发有 3 种，这 3 种不同类型的毛发在不同时期起源于相同的毛囊。胎毛是胎儿在母体子宫内生长在皮肤上的毛，毛细而软，不含髓质。全身胎毛长度一致。通常在出生之前，约孕 36 周时开始脱落。出生后毛发可分为毳毛和终毛两大类。毳毛是长在面、颈、躯干和四肢的细软、颜色较淡的毛，毛短而细软，无髓质，无或含少量黑色素，终生存在。头发、睫毛、眉毛、胡须、腋毛、阴毛等均属于终毛。终毛较长，且又粗又硬，内含黑色素，故呈黑色。青春期前儿童的头发、睫毛、眉毛属于终毛，面部和躯干毛发大部分属于毳毛。自青春期开始，许多部位的毳毛在雄激素的作用下转变为终毛。终毛在体表有一定的排列方向，并且呈一定的倾斜角度，通常毛梢向着肢体的远端。在头顶及腹部常呈涡轮状排列。

（三）毛发护理与美容

1. 保持乐观的精神 临床研究表明，乐观的心态会促使人体分泌出大量的有益激素和乙酰胆碱酯酶等物质，这些物质可以把人体各个系统的功能调节到最佳状态，从而提高人体的免疫功能，达到美发护发的作用。

2. 加强身体锻炼 中老年人经常参加身体锻炼，能起到改善血液循环、增强体质的作用。只要体质增强了，头发的健康也就自然有了保障。

3. 多吃对头发有益的食品

（1）含碘类食品：主要有海带、紫菜等，这类食品中含有大量的碘，常吃这类食品可以使人的头发变得乌黑发亮。

（2）有助于头发合成黑色素的食品：主要有菠菜、西红柿、马铃薯、柿子等，这类食品中含有较多的铜、铁等元素，这些元素是头发合成黑色素时不可缺少的物质。

（3）有助于头发生长的食品：主要有大豆、花生、芝麻等，这类食品中含有丰富的胱氨酸、甲硫氨酸等物质，这些物质是头发的重要成分。

（4）富含头发所需维生素的食品：主要有胡萝卜、南瓜、鲜枣、卷心菜、糙米、草莓、柑橘等，这类食品中含有头发所需的各种维生素，常吃这类食品可降低头发变黄、变枯的概率。

4. 经常梳头 经常梳理头发，不但可以加快头发根部的血液循环，起到坚固发根的作用，还能起到醒脑提神、防止大脑衰退、增强记忆力的作用。但要注意的是，中老年人在梳头前要首先给自己选一把好梳子。在各类梳子中，以竹制的密齿梳子为最好，牛角梳子和木梳子次之，塑料梳子最差。因为塑料梳子会与头发摩擦产生静电，易造成头发的损伤。可在每天早晨起床后和晚上睡觉前各梳头一次，每次梳 5～10 min。其顺序是：先从额头往脑后梳 2～3 min，再从左鬓往右鬓梳 1～2 min，然后从右鬓往左鬓梳 1～2 min，最后低下头，由枕部发根处往前梳 1～2 min，梳至头皮有热胀感为止。在梳头时不可用力过大，更不可硬拉，只要用梳齿轻轻地接触头皮即可，以免损伤头部的毛囊或划伤皮肤。

5. 经常进行头部按摩 人的头部血管丰富，并且有许多重要的经脉和穴位。因此，应经常对自己的头部进行按摩。其方法是：可在每天早晨起床后、午休前和晚上睡觉前，用十指（稍屈）的指尖和指腹自额上发际开始，由前向后经头顶至脑后发际，边梳头边按摩头皮，每次按摩 10～15 min，然后再将两手向两边分开，按摩两鬓的皮肤，每次按摩 5～10 min。

6. 科学地洗发 一般来说，头发（或皮肤）属于油性的中老年人，在春秋两季可每 2～3 d 洗一次头发，在夏季可 1～2 d 洗一次头发，在冬季可每周洗 1～2 次头发。头发属于干性的中老年人，在春夏两季可每 4～5 d 洗一次头发，在秋冬两季可每 7～10 d 洗一次头发。中老年人在洗发时，水温要适中，不可过热也不可过凉，洗发的时间也不宜太长，并且不要使用碱性太强的肥皂，应该用刺激性小的洗发水。要特别注意的是，在洗头时应顺着头发生长的方向轻轻梳洗，不可用尖锐的指甲乱抓头发、头皮，以免对头发造成损害。

7. 适当地使用护发素 为了防止头发出现松散、易断、干枯等情况，专家建议中老年人在洗完头发之后可以适当地使用护发素。护发素能使头发变得柔软、顺滑、有光泽、易梳理，并有防止静电的作用，其使用频率可与洗发水相同。

8. 尽量减少染发、烫发的次数 染发剂多是有毒的化学品，频繁地染发会使发质受损，使头发易断裂。而经常烫发则会使头发变得粗糙、易分叉。应尽量减少染发、烫发的次数。需要特别注意的是，将染发、烫发分开进行，二者之间最好相隔 3 个月以上，否则会给头发造成较大的损害。另外，应尽量减少使用吹风机吹发的频率，并注意在吹风时不要把温度调得太高，以减少对头发的损害。

第三章 损容性皮肤病的治疗与预防

第一节 内 用 药 物

一、糖皮质激素类药物

糖皮质激素类药物（以下称糖皮质激素）在临床多种疾病的诊断和治疗中都被广泛应用，在皮肤科日常治疗中也是不可缺少的手段，而外用糖皮质激素在外用药中运用广泛。

（一）糖皮质激素的概述

自从氢化可的松问世之后，40 余年以来不断开发出新的强效外用皮质激素。1960 年 Vickers 和 Tighe 发现丙酮缩曲安西龙，这是第一个有局部活性的卤族化合物，治疗银屑病有特殊的抗炎性。同时氟氢缩松（氟氢可的松）和氟甲孕松（氟甲孕龙）亦问世。这些被称为第二代皮质激素，比氢化可的松的活性强 4～6 倍。随后，17-戊酸倍他米松和肤氢松问世，被称为第三代，也是含氟的皮质激素。20 世纪 60 年代后期. 出现了 17-丁酸氢化可的松和 17-戊酸氢化可的松，这些酯类具有与第二代含氟激素相同的中等效力，但比卤化物局部副作用小得多。Polano 把这些不含氟的中等效力的皮质激素归为第四代。20 世纪 70 年代末和 80 年代初，更强效的丙酸倍他米松和丙酸氯倍他索问世，归为第五代。这些强效的化合物在迅速控制疾病上有很大价值，但副作用也很明显。20 世纪 80 年代末和 90 年代初，布地奈德问世，它是不含氟的强效激素，在泼尼松的结构上带有 C16 和 C17 丁酸副链。其局部活性介于 17-丙酸氯倍他索和丙酸倍他米松之间；对下丘脑-垂体-肾上腺轴的作用类似 17-丁酸氢化可的松，被称为第六代。

（二）糖皮质激素的药理作用

1. 抗炎作用 糖皮质激素主要适用于物理性炎症、免疫损伤和过敏性炎症等。首要作用是减少炎症部位血细胞的趋化积聚。抑制炎症部位毛细血管扩张，减少渗出和水肿，稳定溶酶体膜，抑制溶酶体内的组织蛋白酶和酸性水解酶的释放。减少组织损伤。抑制炎症介质，如 5-羟色胺、缓激肽、前列腺素等。抑制纤维母细胞生长，破坏纤维组织，防止粘连和瘢痕形成。

2. 免疫抑制作用 可减少淋巴细胞，阻止 B 和 T 淋巴细胞参与免疫反应。保护靶细胞免受 T 淋巴细胞杀伤，减少抗原抗体结合。大量应用糖皮质激素时可减少体内抗体含量，减轻免疫复合物和免疫性溶血的损伤。

3. 抗毒素作用 可保护机体细胞和亚细胞结构。减轻细胞损伤、缓解内毒素反应，缓解毒血症症状，对过敏性休克、中毒性休克可以达到应急治疗的效果。

（三）糖皮质激素在皮肤科临床中的应用

1. 适应证

（1）严重的或泛发性自身免疫性疾病或血管性疾病：如活动性皮肌炎、血小板减少性紫癜、累及某些器官的变应性血管炎、结节性动脉炎、坏疽性脓皮病、系统性红斑狼疮、贝赫切特综合征等。

（2）急性严重的变态反应或变态反应性皮肤病：如伴喉头水肿的急性荨麻疹或血管性水肿、重症药疹、重症多形性红斑、过敏性休克、中毒坏死性、急性表皮松解症、接触性皮炎等。

（3）短期用药反应良好的皮肤病：如剥脱性皮炎、结节性红斑、特应性皮炎、皮肤瘙痒症、扁平苔藓等。

（4）需要长期用药控制的皮肤病：如胶原血管性皮肤病（嗜酸性筋膜炎、皮肌炎、系统性红斑狼疮、炎性脉管炎等）、大疱性皮肤病（妊娠疱疹、类天疱疮、天疱疮等）、坏疽性脓疱病、硬皮病、毛细血管瘤累及重要器官者等。

（5）其他相对适应证：泛发型白癜风、严重痤疮（尤其囊肿性及聚合性）、女性多毛症、盘状红斑狼疮、全秃和普秃及皮肤 T 细胞淋巴瘤等。

2. 禁忌证

（1）绝对禁忌证：严重高血压、糖尿病、精神病、肾上腺皮质功能亢进、对糖皮质激素药物过敏、不能控制的各种细菌感染、活动性消化溃疡与胃肠道出血、单纯疱疹性角膜炎、早期妊娠及产褥期。

（2）相对禁忌证：高血压、高血糖、早期精神病、眼压升高、骨质疏松、白内障、消化道溃疡、伤口愈合不良、病理性骨折、妊娠等。

3. 常用糖皮质激素类药物

（1）短效：氢化可的松等。

（2）中效：曲安西龙、泼尼松龙、甲泼尼龙、泼尼松等。

（3）长效：得宝松、倍他米松、地塞米松等。

4. 合理用药

（1）注意事项：取得患者和家属的配合，了解患者的病史，重点关注消化系统、心血管及精神疾患。进行相关性和常规性检查，重点注意血压、电解质和血糖、胸部 X 线检查，侧重有无结核病灶。根据检查结果和疾病的相关情况，排除禁忌证，确定合理治疗方案，对于饮食方面，治疗期间以高蛋白、低钠食品为主，同时要注意维生素 D、钙和钾的补充。治疗前后要尽量减少细菌和病毒感染的机会。

（2）确定疗程：短期疗程，数日至 2～3 周；中期疗程，1～4 个月；长期（慢性）疗程，4 个月或更长。

（3）剂量：①生理剂量，相当于泼尼松 5～7.5 mg，主要用于替代治疗。②小剂量，相当于泼尼松 60 mg/d。③冲击治疗剂量，甲泼尼松 0.5～1.0 g/d [10～15 mg/（kg·d）] 静脉滴注至少60 min，每天 1 次，3～5 d 为 1 个疗程。

（4）给药方法：口服泼尼松为多，肝功能障碍时用泼尼松龙，一般吸收良好，口服的好处在于剂量调整方便，但不易做到规则服药。可以每日分次服药，效果较好，但对下丘脑-垂体-肾上腺轴影响也大，故短期治疗时应用较多。

1）肌内注射：剂量准确，给药方便，但不易控制药物不良反应。

2）外擦药膏：糖皮质激素类药膏用于皮损局部可起到抗炎、止痒、抗增生等作用。分为弱效（0.1％氢化可的松）、中效（0.1％氢化可的松丁酸酯、0.1％戊酸倍他米松、0.1％曲安奈德、0.05％地塞米松）、强效（0.1％氟轻松、0.1％糠酸莫米松）、超强效（0.05％丙酸氯倍他索）。选择外用糖皮质激素类型时参照不同年龄、不同部位、不同疾病、不同分期、皮损范围，选择用药时间、浓度和方式。面部应使用弱效激素乳膏并与其他保护剂（如氧化锌软膏）按比例使用，不宜长期使用，以免产生皮肤角质层变薄、毛细血管扩张、怕光和激素依赖性皮炎等。婴幼儿尽量使用刺激性小的弱效激素类药膏，并与其他保护剂（如婴幼儿保湿乳）按比例使用。

5. 密切监测药物的不良反应

（1）肾上腺皮质功能状态：每只清晨氢化可的松血清水平与 24 h 尿游离氢化可的松的测定，以及促肾上腺皮质激素刺激实验都是可监测的。用药期间，特别当剂量变动或出现重大应激反应时，如创伤、严重感染、手术、电解质紊乱等更应加强监测。

（2）消化道的并发症：H_2 受体阻断剂和胶原溶液的应用，可能会预防或减缓溃疡的发生，但还要监测胃肠道出血、穿孔，少数可诱发胰腺炎等严重的药物不良反应。

（3）骨骼：不容忽视骨质疏松、自发性骨折，甚至缺铁血性骨坏死。要从纠正体内负氮平衡、补充钙和维生素 D 等多方面预防。治疗疾病时，切忌应用氟化糖皮质激素。

（4）长期大剂量应用时：风险较多较大，药物可导致的肾上腺皮质功能亢进为代表。眼科检查应包括眼压、白内障乃至眼部感染，均应在监测之列。

二、抗组胺类

（一）抗组胺类的概述

第一代抗组胺药物：这类药物的主要特点是可以阻断组胺Ⅰ型受体，减轻过敏反应，主要用于荨麻疹、过敏性皮炎的皮疹、过敏性鼻炎的流清鼻涕和打喷嚏。代表药物就是氯苯那敏，这种药物的特点是起效迅速、可靠，主要作用就是减轻流鼻涕、打喷嚏症状。对于荨麻疹和过敏性皮炎的皮疹，氯苯那敏也是最常用的治疗药物之一。氯苯那敏物美价廉，唯一不足之处就是有嗜睡作用，人们服用药物后易犯困，不能进行开车等活动。对于个别频繁咳嗽的孩子，服用氯苯那敏后也可迅速止咳，效果非常好，可作为感冒咳嗽的应急药物。另外一种常用的第一代抗过敏药物就是赛庚啶，主要用于治疗荨麻疹。第一代抗组胺药物还有一个不足就是疗效维持时间短，只有 4 h 左右。

第二代抗组胺药物比起第一代抗过敏药物来说，属于长效药物，一天只使用一次。抗过敏的效果略逊于第一代，嗜睡的副作用更少一些，主要用于过敏性鼻炎和反复的过敏性皮炎。代表药物有氯雷他定和西替利嗪，后者稍微有一点嗜睡作用，但不同的人反应会不一样，个别人的嗜睡作用更强一些。这类药物主要对抗的症状有频繁打喷嚏、流清鼻涕、流眼泪、眨眼睛，还有就是鼻涕从嗓子往后流入咽部导致的频繁咳嗽，这种咳嗽的特点就是早晚咳得厉害，或者和体位关系密切。不同的人对这两种药物的反应不同，可以尝试选择更好的一种。其他的第二代药物使用得比较少，比如阿司咪唑等。

（二）抗组胺类的分类

根据对组胺受体选择性作用不同，可将抗组胺药分为 H_1 受体阻断剂、H_2 受体阻断剂及 H_3 受体阻断剂三类：H_1 受体主要分布在皮肤、黏膜、血管及脑组织；H_2 受体分布在消化道黏膜；H_3 受体则广泛分布于外周自主神经节后神经末梢突触前膜上，但此种说法目前尚处在研究之中。

1. H_1 受体阻断剂　目前认为抗组胺 H_1 受体阻断剂的作用有两个方面：一是与组胺争夺效应细胞膜上组胺受体；二是与组胺争夺效应细胞膜上的某些酶原物质。由于组胺作用于某些效应器官的组织细胞时，首先与该细胞膜上的组胺受体相结合，然后才能使相关效应细胞产生一系列组织反应，因而抗组胺药物的作用是在当组胺发生作用之前，先与效应细胞膜上的受体或某些酶原物质结合，一旦结合，即可使组胺不能再发挥作用，从而可消除由组胺引起的毛细血管扩张、血管通透性增加、平滑肌收缩、呼吸道分泌物增多、血压下降及不同程度的抗胆碱和抗 5-羟色胺等作用。常用的 H_1 受体阻断剂：根据其对中枢神经系统的镇静作用不同，可分为第一代和第二代 H_1 受体阻断剂。常用的第一代 H_1 受体阻断剂有异丙嗪、氯苯那敏、赛庚啶及酮替芬等；第二代 H_1 受体阻断剂有阿司咪唑、特非那定、非索非那定、咪唑斯汀、氯雷他定、地氯雷他定及西替利嗪等。

2. H_2 受体阻断剂　H_2 受体阻断剂与 H_2 受体有较强的亲和力，可有效地阻断由组胺引起的毛细血管扩张、血管通透性增加、炎症性渗出、血压下降和胃液分泌过多等作用。常用的 H_2 受体阻断剂有西咪替丁、雷尼替丁及法莫替丁等。

（三）抗组胺药的药理作用

1. 受体相关作用　由于抗组胺药具有较强地抑制或消除由组胺引起的毛细血管扩张、血管通透性增高、平滑肌收缩、胃肠、呼吸道分泌增多及血压下降等作用，因而广泛用于治疗各种变应性疾病，尤其对Ⅰ型变应性疾病疗效显著。因受体分布部位不同，其作用稍有差异，如组胺引起的皮肤黏膜血管渗出、组织水肿，可采用 H_1 受体阻断剂治疗，效果迅速；H_2 受体阻断剂可有效地阻断由组胺引起的胃液分泌过多及过敏性胃肠痉挛等；H_3 受体阻断剂目前尚未应用于临床治疗。总之，抗组胺药对各种变应性皮肤病大多有效，其中效果较突出的有药物性皮炎、湿疹、血管性水肿、荨麻疹、血清病、Arthus 反应及接触性皮炎等。

2. 双重药理作用　第二代 H_1 受体阻断剂由于品种不同，药理作用各具特色，常有其独特的抗组胺和抗其他化学活性介质的双重作用。除用于由组胺引起的上述变应性疾病外，常用于治疗季节性或常年性变应性鼻炎、花粉病、慢性荨麻疹、胆碱能性荨麻疹、寒冷性荨麻疹及过敏性结膜炎等，但对支气管哮喘及过敏性胃肠痉挛作用较差。远远不及一般常用的交感神经兴奋剂及茶碱类药物。第二代 H_1 受体阻断剂口服起效快，作用持续时间长，可达12～14 h或更长，一般每天只服 1 次即可。

3. 中枢神经作用 第二代 H_1 受体阻断剂另外一个特点是不易透过血-脑脊液屏障，对中枢神经影响小，不产生或仅有轻微困倦作用，故又称非镇静抗组胺药；同时其抗胆碱作用较小，不产生口干、口苦等作用。目前临床应用较广，尤其可用于驾驶员、机械操作工人、高空作业人员和需长期治疗的患者。

（四）抗组胺类药物在皮肤科临床中的应用

1. 用药原则及适应证

（1）典型的抗组胺制剂对治疗急性荨麻疹和季节性变态反应性鼻炎最为有效，治疗慢性荨麻疹、血管水肿和其他变态反应性皮肤反应，包括药物反应也有效。然而全身用药虽缓解瘙痒，但作用有限。

（2）由于抗组胺药（尤其是第一代抗组胺药）最常见的全身不良反应是对中枢神经系统的镇静作用，对患者必须提醒这一点，特别是对驾驶车辆、高空作业的患者，即使选择了无嗜睡作用的新一代抗组胺药，也有必要提醒由于个体差异可能造成的嗜睡影响。

（3）要取得最好的疗效，可以适当增加抗组胺药的剂量，或结合使用针对组胺不同受体的抗组胺药，直到临床症状缓解或不良反应（最常见的是镇静作用）变得明显，不宜一开始就用大剂量。

2. 给药方法

（1）口服给药：这是抗组胺药物最常用的给药方法，简便而有效，药物不被胃液或其他消化酶破坏。各种抗组胺药均能口服。

（2）注射给药：目前在国内仅有少数药物可用于注射，包括苯海拉明、异丙嗪、氯苯那敏等。一般用于较严重的过敏反应，如急性喉头水肿、过敏性休克、输血反应等。也可用于肌内注射，亦可用于静脉滴注。

（3）局部用药：最多采用者为局部涂抹，常用于一些过敏性皮肤病及瘙痒，如苯霜即为由 2% 苯海拉明配成的霜剂。

（4）直肠灌注给药：用于恶心、呕吐严重及重症梅尼埃病者，晕车晕船严重无法服药者，以及不能合作服药的婴幼儿。一般将一个单位剂量的抗组胺药物溶于 10 mL 生理盐水中经直肠灌入，并使之在直肠内保留 0.5 h 以上，此法吸收完全，不受进食或恶心、呕吐等影响，胃肠反应亦较轻微。

（5）饮酒或与中枢抑制药合用时，可增强抗组胺类药物的作用，故应调整剂量。

（6）孕妇、哺乳期妇女、早产儿、新生儿、司机、高空作业人员禁用或慎用。

3. 联合用药方法

（1）同时使用两种或几种抗组胺药可增强治疗效果，所选的几种药物应属于不同类别，且白天宜使用无镇静作用的药物，晚饭后或睡前可以应用具有镇静作用的药物。

（2）类固醇皮质激素与抗组胺药同时使用，适用于急性、短期病症。

类固醇皮质激素有抗过敏、抗炎、抗休克及中和毒素等药理作用，有弱效、中效、强效及超强效，剂型多样，静脉注射类固醇皮质制剂（如氢化可的松、甲基泼尼松龙及地塞米松等）主要用于严重的、急性全身性过敏反应，长期口服用于治疗自身免疫性皮肤病；外用药物可用于变态反应引起的慢性皮肤炎症、慢性或中度花粉症等。较多使用可引起皮肤变薄、毛细血管扩张和色素沉着，在面部易引起激素依赖性皮炎。长期使用类固醇皮质激素片剂可导致痤疮、面部潮红、水肿、肌无力、高血压及糖尿病、骨质疏松、消化道溃疡及继发感染等。此外长期使用类固醇皮质激素气雾吸入剂还可能影响儿童的生长发育，一般均不宜长期使用。

（3）预防性抗过敏药：色甘酸钠是肥大细胞膜稳定剂，可以减少组胺的释放，属于预防性抗过敏药，主要用于预防过敏性支气管哮喘，或是过敏性鼻炎、过敏性湿疹等疾病。其不良反应是在某些患者可以出现咽部和支气管刺激的症状，如咳嗽、恶心，甚至诱发哮喘反复发作。因此，服用该药见效后需减少给药次数并逐渐减量，但不能突然停药。另外，近年来局部使用的抗组胺类药物开始见于临床，如鼻喷剂、滴眼液、皮肤霜剂等。局部用药，既能避免口服第一、二代抗组胺类药物时产生的不良反应，又能取得与口服药物同样的疗效。而且起效时间快，无明显的中枢神经系统副作用和心脏毒性，长期应用不会产生耐药性，因此使用越来越广泛。

4. 抗组胺药应用中的注意事项　因抗组胺药的作用是与组胺争夺效应细胞膜上受体或某些酶原物质，故用药宜在疾病发生早期或症状发作之前，一旦组胺已发挥作用，则抗组胺药的作用就很有限。

（1）中枢神经抑制：第一代 H_1 受体阻断剂可导致困倦、头晕、注意力不集中等，不适用于驾驶员、高空作业等人员。但第二代 H_1 受体阻断剂，由于个体差异，少数药物也可出现同样的中枢神经抑制作用，仍需注意，以免用药中发生意外事件。

（2）耐药性：在临床治疗中，抗组胺药对一些急性变应性疾病及其他适应证的患者，在用药之初有显著效果，但对慢性病患者疗效常随时间延长而减弱，因此在用药过程中，宜经常更换用药品种。在更换用药品种时，一般应选择不同化学结构类别的药物，而不宜在同一种类中进行选择。

（3）依赖性：长期应用抗组胺药治疗的患者，有时可出现对药物的依赖性或精神影响，在突然撤药时可能有烦躁、兴奋、精神紧张、心悸等症状，可采用逐渐减量或适当给予安慰剂的方法进行撤药。

（4）在准备进行特异性过敏原检查皮试前 48 h，应暂时停止使用一切抗组胺药物，以免影响皮试结果。

三、抗生素类

（一）药物作用机理

抗生素类药等抗菌剂的抑菌或杀菌作用，主要是针对"细菌有而人（或其他高等动植物）没有"的机制进行杀伤，有四大类作用机理。

（1）阻碍细菌细胞壁的合成，导致细菌在低渗透压环境下溶胀破裂死亡，以这种方式作用的抗生素主要是 β-内酰胺类抗生素。哺乳动物的细胞没有细胞壁，不受这类药物的影响。

（2）与细菌细胞膜相互作用，增强细菌细胞膜的通透性、打开膜上的离子通道，让细菌内部的有用物质漏出菌体或电解质平衡失调。以这种方式作用的抗生素有多黏菌素和短杆菌肽等。

（3）与细菌核糖体或其反应底物（如 tRNA、mRNA）相互所用，抑制蛋白质的合成，这意味着细胞存活所必需的结构蛋白和酶不能被合成。以这种方式作用的抗生素包括四环素类抗生素、大环内酯类抗生素、氨基糖苷类抗生素等。

（4）阻碍细菌脱氧核糖核酸的复制和转录。阻碍 DNA 复制将导致细菌细胞分裂繁殖受阻，阻碍 DNA 转录成 mRNA 则导致后续的 mRNA 翻译、合成蛋白的过程受阻。以这种方式作用的主要是人工合成的抗菌剂喹诺酮类（如氧氟沙星）。

与细胞壁或细胞膜作用的两类抗生素，是以破坏菌体完整性的方式杀死细菌，故可称为杀菌剂；另外两类抗生素则是靠抑制细菌大分子合成的方式，阻断其繁殖，故又可称之为抑菌剂。

（二）抗生素类分类及临床应用

1. 青霉素类　为最早用于临床的抗生素，疗效高，毒性低。主要作用是使易感细菌的细胞壁发育失常，致其死亡。人、哺乳动物的细胞无细胞壁，因此有效抗菌浓度的青霉素对人、哺乳动物机体细胞几乎无影响，因而对人体副作用较少。临床常用的青霉素类药有青霉素 G、氨苄西林、阿莫西林（阿莫西林、阿莫仙）、苯唑西林等。以青霉素为首选疗法的皮肤病有类丹毒、炭疽、皮肤白喉（除抗毒素外）、慢性萎缩性肢端皮炎、皮肤放线菌病，以及巴斯德杆菌属、坏死杆菌属引起的皮肤病等。各种螺旋体病如雅司、品他和奋森氏螺旋体病，以及与皮肤有关的钩端螺旋体病，也包括细螺旋体病（Wicls 病）。对于梅毒和淋病而言，青霉素更是其他药物所不能匹比的好药物，0.03 U/mL 的血清浓度维持 7～10 d 就能治愈梅毒感染，对一、二期梅毒，苄星青霉素 240 万 U 一次肌注，或普鲁卡因青霉素 60 万 U 使用 10 d 也可解决问题。对淋病，氨苄西林 3 g 或氨苄西林 3.5 g 一次口服，或普鲁卡因青霉素 480 万 U 一次肌注（均需同时口服丙磺舒 1 g）就能达到治愈目的。青霉素作为次选药物治疗的皮肤病有秘鲁疣、鼠咬热、气性坏疽、慢性链球菌性溃疡、沙漠疡，以及一些棒状杆菌引起的肉芽肿性脂膜炎和葡萄状霉菌病等。

2. 头孢菌素类　本类抗生素自 20 世纪 60 年代应用于临床以来，发展迅速，应用日益广泛。习惯上依据时间及对细菌的作用，分为一、二、三代。常用的有头孢氨苄（先锋霉素Ⅳ）、头孢唑啉（先锋霉素Ⅴ）、头孢拉定（先锋霉素Ⅵ）、头孢呋辛（西力欣）、头孢曲松（罗氏芬）、头孢噻肟（凯福隆）、头孢哌酮（先锋必）等。

3. 氨基糖苷类　本类抗生素性质稳定，抗菌普广，在有氧情况下，对敏感细菌起杀灭作用。其治疗指数（治疗剂量/中毒剂量）较其他抗生素为低，不良反应最常见的是耳毒性。常用的有以下几种。

（1）链霉素可用于治疗皮肤结核、腹股沟肉芽肿、土拉伦斯病，也可用于螺旋体病。

（2）新霉素主要外用治疗皮肤化脓感染。

（3）卡那霉素可作为抗结核的二线药物，卡那霉素 B 对金黄色葡萄球菌高效，可治疗各种皮肤化脓感染。

（4）妥布霉素和庆大霉素可用于绿脓杆菌和化脓性皮肤感染，后者还可以外用。

（5）大观霉素对淋病有特效，一次肌注 2 g，一周内有效率为 90%～96%，但对梅毒无效。氨基糖苷类耐药发生快，并都对第八对脑神经有损害和肾毒性，长期应用必须注意。

4. 大环内酯类 本类抗生素均含有一个 $12\sim16$ 碳的大内酯环，为抑菌剂，仅适用于轻中度感染，但是目前最安全的抗生素之一。红霉素为本类的代表，皮肤科用于皮肤化脓感染、梅毒、性病性淋巴肉芽肿、非淋球菌尿道炎和红癣。螺旋霉素、麦迪霉素对化脓性皮肤病均有良好的疗效。对青霉素过敏者常以本品治疗。常用的还有麦迪霉素、螺旋霉素、交沙霉素等。抗菌谱和青霉素 G 相似，对耐药金黄色葡萄球菌和溶血性链球菌感染为首选药物，临床上用于对青霉素过敏者。大环内酯类抗生素还均可外用。

5. 四环素类 本类抗生素可沉积于发育中的骨骼和牙齿中，反复使用可导致骨发育不良、牙齿黄染、牙釉质发育不良，自妊娠中期至 3 岁，危险性最大，并可持续至 7 岁甚至更久，故孕妇、哺乳期妇女及 8 岁以下小儿禁用。对 G^+ 菌高效，还可抑制立克次体、原虫、衣原体和支原体。由于副反应较多，在治疗 G^+ 菌所致的化脓性皮肤感染已少用，除主要用于腹股沟肉芽肿、性病性淋巴肉芽肿、非淋球菌尿道炎和鹦鹉热外，也是软下疳、放线菌病、皮肤阿米巴病、淋病、梅毒和炭疽等的次选药物。

6. 氯霉素类 本类抗生素特点是脂溶性高，易进入脑脊液和脑组织，并对很多病原体有效，但可诱发再生障碍性贫血，应用受到一定限制。氯霉素类包括氯霉素、琥珀氯霉素等。主要抑制 G^- 菌，还能抑制立克次体和病毒，但由于对骨髓有抑制作用，虽在皮肤病中可用于治疗腹股沟肉芽肿和痤疮等，但也可由其他药物代替，在皮肤科中作用不大。

7. 林可酰胺类 本类包括林可霉素、克林霉素等。林可霉素类主要抗 G^+ 菌，其中以克林霉素为优。对葡萄球菌高效，可用于软组织感染，对痤疮口服或外用均佳，对麻风杆菌也有一定的抑制作用，但要注意伪膜性结肠炎的发生。

临床上还有一些广泛应用的合成抗菌药物，主要有磺胺类（磺胺嘧啶、复方新诺明等）、喹诺酮类（诺氟沙星、氧氟沙星、环丙沙星等）及其他合成抗菌药物（呋喃唑酮、甲硝唑、小檗碱等）。

（三）抗生素使用原则

针对抗生素使用情况分析，虽然抗生素具有优良的抑制与杀菌效果，但在使用中也要注意抗生素的使用原则与标准，规范药物的使用范围与剂量。在临床治疗中，诊治医生要依据患者的临床症状与各项实验数据，以及病理学结果作为判断依据，且要在患者使用抗生素进行治疗前完成，避免患者体内细菌在接受药物治疗后出现形状改变。由于抗生素在呼吸内科中的使用频率远高于其他科室，所以必须明确区分消炎药物及抗生素类药物，加强医疗知识普及，将普通消炎药与抗生素类药物的杀菌原理与作用机理讲解清楚，纠正患者的错误想法，避免患者主观使用抗生素，忽略了对症下药的原则。

（四）抗生素给药途径及监督

抗生素药物种类较多，呼吸内科中，医生与专业护士要依据医嘱合理使用抗生素药物，并依据患者的临床表现，及时、尽快地调整抗生素使用剂量，在改善治疗效果的同时，降低不良反应发生概率。合理确定用药量及给药途径，普及相应的用药知识，避免患者擅自用药，确保抗生素药物的使用安全性。所以要避免抗生素药物的滥用，医生要对患者病情进行深入了解，在抗生素类药物联合应用中，要考虑抗生素药物之间的关系，确保最终用药效果。

四、维生素类

（一）维生素类的概述

维生素是人体正常新陈代谢所必需的物质，除个别维生素（如维生素 D）可由人体自己合成外，一般均需体外供给。维生素与皮肤病之间有着十分密切的关系，因此应用十分广泛。

（二）维生素类在皮肤科临床中的应用

维生素摄入的绝对量不足可以引起以皮肤症状为主的维生素缺乏症，如蟾皮病、陪拉格等；使用各种维生素不仅可以治疗相应的维生素缺乏症，而且治疗许多非维生素缺乏性皮肤病也有效。维生素可以分为两类：①脂溶性维生素，包括维生素 A、D、E 和 K（其中 K_1 和 K_2 为脂溶性，K_3 和 K_4 为水溶性）；②水溶性维生素，包括维生素 B_1、B_2、B_6、B_{12}、泛酸、叶酸、生物素和对氨基苯甲酸等。

1. 脂溶性维生素 脂溶性维生素都可溶于脂类及脂溶剂中而不溶于水，在肠道被吸收时也与脂类的吸收有密切关系，吸收后主要在肝脏内储存。

（1）维生素 A：为人体生长和发育的必需成分，只存在于动物性食物中，对上皮组织的生长、增殖和分化有重要的调节作用，能维持上皮细胞结构和功能的完整，刺激上皮生长、防止角化。临床上可用于治疗维生素 A 缺乏病（蟾皮病）、许多角化性皮肤病（包括毛发红糠疹、毛发苔藓、小棘状苔藓、进行性对称性红斑角化症、进行性指掌角皮症、汗孔角化症、鳞状毛囊角化症、鱼鳞病和毛囊角化病等，但其治疗剂量接近中毒剂量），对儿童银屑病、痤疮、色素性扁平苔藓、暂时性棘层松解性皮病、红皮病、皮肤色素沉着和早年白发等也有一定的疗效。外用维生素 A 软膏可治疗皮肤黏膜部溃疡和烫伤等。口服（或肌注），成人 10 万 U/d，分 2 次，偶可试用 50 万～100 万 U/d 的中毒剂量。长期大量应用可出现维生素 A 过多症，表现为头痛、失眠、情绪不稳定、厌食、腹泻、肌肉和骨骼疼痛、皮肤干燥和瘙痒、毛发脱落、眼球突出、唇炎、鼻出血和肝损害等，停药后症状可逐渐消失。

药理作用：①维持上皮结构的完整和健全。维生素 A 在体内的活性形式包括视黄醇、视黄醛和视黄酸。视黄醇和视黄酸可以调控基因表达，减弱上皮细胞向鳞片状的分化，增加上皮生长因子受体的数量。因此，维生素 A 可以调节上皮组织细胞的生长，维持上皮组织的正常形态和功能。②保湿作用。维生素 A 具有保持皮肤滋润，防止皮肤黏膜干燥角质化，不易受细菌伤害，缺乏维生素 A，会使上皮细胞的功能减弱，导致皮肤弹性下降、干燥粗糙、缺乏光泽。③抗氧化作用。可以中和、清除有害的自由基。④维持正常的视觉功能。视黄醛参与视网膜杆状细胞视紫红质的合成，保持杆状细胞对弱光的敏感性。缺乏时，暗适应时间延长，甚至发生夜盲症。

（2）β-胡萝卜素：为维生素 A 的前身，吸收后蓄积在所有可能发生光敏的部位，可吸收 360～600 nm 的可见光谱，抑制光激发卟啉所产生的氧自由基，同时具有光屏障作用。其适应证有多形性日光疹、红细胞生成性原卟啉症、日光性荨麻疹、盘状红斑狼疮及皮肌炎的皮肤损害等。口服剂量，成人 150～200 mg/d，分 3～4 次服。长期服用引起的毒性反应同维生素 A。

（3）维生素 D：常与维生素 A 共存于鱼肝油中，为固醇类物质，其中以维生素 D_2 和维生素 D_3 最为重要，能促进肠黏膜对钙和磷的吸收及利用，维持血清钙、磷水平，促进钙盐沉积，使骨生成，故为抗软骨病维生素。在皮肤科的应用范围较少，主要有寻常狼疮、静止期银屑病、类银屑病、着色真菌病及与甲状旁腺功能减退有关的疱疹样脓疱病。成人口服 10 万～15 万 U/d，分 3 次服；肌注 240 万 U/次，每周 2 次。不良反应与使用注意事项：长期大量应用可引起高钙血症；有胃肠道反应、软弱、肾损害等表现。肝、肾疾病、活动性肺结核、溃疡病活动期、高血压、动脉硬化及器质性心脏病患者忌用。维生素 D 注射、口服或经皮肤给药均易吸收，储存于肌肉和脂肪组织，原形及代谢物主要由胆汁排泄，少量可随尿及乳汁排泄。

（4）活性型维生素 D：为人工合成的一系列有维生素 D_3 生物活性的药物，如钙三醇、卡泊三醇等，其作用为调节钙代谢、抑制甲状旁腺激素合成和分泌、增加甲状腺素分泌、抑制 T 细胞增殖、抑制 B 细胞功能、抑制角质形成细胞增殖并诱导其向终末期分化、抗肿瘤和抗菌作用。在皮肤科临床主要用于治疗银屑病，也可用于斑状硬皮病、低分化非霍奇金淋巴瘤和皮肤转移的乳腺癌等。尤其是卡泊三醇因对皮肤有选择性抗增生活性，故比钙三醇较常用于治疗皮肤病。1，24-二羟维生素 D_3 具有抑制角质形成细胞增生、促进角质形成细胞分化的作用。其作用机制与天然 1，25-二羟维生素 D_3 相似，可能通过与表皮角质形成细胞的 1，25-二羟维生素 D_3 受体结合而发挥作用。而且对该受体的亲和力大于 1，25-二羟维生素 D_3。因而与 1，25-二羟维生素 D_3 相比其诱导角质形成细胞分化、抑制角质形成细胞 DNA 合成和增生的作用相同或更强。局部外用 1，24-二羟维生素 D_3 4 周后银屑病皮损的 DNA 合成和核分裂减少，S 期细胞比率下降。这些证实，1，24-二羟维生素 D_3 具有治疗银屑病的药理学基础，同时其对血钙的影响比天然活性维生素 D_3 小，有较好的安全性。口服：卡泊三醇成人 0.25～0.5 $\mu g/d$，并可渐增至 2 $\mu g/d$。外用：钙三醇软膏 0.5～15 $\mu g/g$；卡泊三醇软膏 50～100 $\mu g/g$，疗效以后者为佳。长期服用可致高钙血症、肾结石、肾钙质沉着及软组织钙化（晚间服药能减少毒性），局部超剂量外用引起的全身吸收也可能产生高钙血症。孕妇和儿童慎用。服钙三醇时不宜服含镁制剂和其他维生素 D 制剂。

（5）维生素 E：是良好的天然脂溶性抗氧化剂，能保护维生素 A 免于被氧化破坏，从而增加维生素 A 的效能，它能增强皮肤毛细血管的抵抗力，维持毛细血管的正常通透性，使皮肤温度升高、血液循环改善，对寒冷的防御作用增强。此外，对变性胶原纤维和弹力纤维的恢复及维持正常的肌肉结构和功能也都有一定的作用。本药在皮肤科的应用范围较广，主要有：①血管壁脆弱引起的血管功能障碍性疾病，如血栓性脉管炎、冻疮、多形性红斑、结节性红斑、单纯性紫癜、色素性紫癜性皮病、肢端青紫症和下肢溃疡等。②结缔组织病，如慢性盘状红斑狼疮、局限性硬皮病、系统性硬皮病、皮肌炎、雷诺征等。③角化性皮肤病（常并用维生素A），如毛囊角化病、毛发苔藓、寻常性鱼鳞病、掌跖角化病和毛发红糠疹等。④大疱性表皮松解症。⑤带状疱疹后遗神经痛。⑥其他皮肤病，如环状肉芽肿、迟发性皮肤卟啉病、类脂质渐进性坏死、弹力纤维假性黄色瘤、银屑病、类银屑病、进行性指掌角皮症、萎缩性肢端皮炎、膨胀纹、顽固性掌部皮炎和黄甲综合征等。临床应用：防止紫外线所致的皮肤损失，保持皮肤弹性，减少皮肤皱纹，还可治疗黄褐斑、炎症后色素沉着斑、老年斑等。常需采用大剂量治疗。口服：0.6～1.6 g/d，分3次。肌注：200 mg/d。外用：2％软膏。不良反应：较少见，偶有恶心、呕吐、疲乏、虚弱、头痛、眩晕、视力模糊和月经失调等。

维生素E又称为生育酚，药理作用：①抗氧化作用。维生素E为体内抗氧化剂，有清除自由基的作用。当机体缺乏维生素E时，组成生物膜的脂质（主要是不饱和脂肪酸）容易生成过氧化脂质（LPO），结果导致生物膜通透性改变，细胞膜发生破裂分解，引起肌肉萎缩，皮肤皱纹增多。LPO还可与蛋白质聚合形成脂褐素。②防晒作用。UV照射能降低角质层内的维生素E含量，且和UV剂量相关。外用维生素E，可预防UVB照射引起表皮细胞损伤而对细胞有保护作用；并能维持细胞正常代谢，使细胞pH值保持稳定，维持正常膜电位及谷胱甘肽含量，增强细胞的生存能力；还能抑制因UV诱导的皮肤肿瘤的癌基因突变。③抑制蛋白激酶C的活性。维生素E可抑制该酶的活性，减少胶原酶的表达，从而抑制胶原降解，改善皮肤老化的特征。注意事项：维生素E的主要代谢产物生育醌具有抗维生素K的作用，可使凝血的时间延长，故与口服抗凝剂合用，可增强其抗凝作用。

（6）维生素K：为肝内合成凝血酶原所必需的物质。当机体缺乏维生素K（仅见于阻塞性黄疸、长期不食绿叶蔬菜及长期应用广谱抗生素者）时，可引起皮肤及其他组织和器官出血，皮肤可出现瘀斑，轻度外伤可致皮下血肿。在皮肤科主要用于治疗紫癜性皮肤病；此外，对促进伤口愈合、皮肤瘙痒症和慢性荨麻疹也可能有效。①维生素K_1：肌注或缓慢静滴，成人10 mg/次，2次/d（儿童量同成人）。②维生素K_3：口服或肌注：4 mg/次，2～3次/d。③维生素K_4：口服：4 mg/次，2～3次/d（儿童量同成人）。静注可致面部潮红、出汗、胸闷、低血压等反应；肌注局部可发生红斑和局限性硬皮病样改变。治疗皮肤瘙痒症需肌注。维生素K_3、K_4呈水溶性，作用较维生素K_1弱，而毒性较大。

2. 水溶性维生素

（1）维生素B_1：具有辅助碳水化合物正常氧化作用，维持心脏、神经和胃肠道的正常功能所必需。在皮肤科的适应证包括麻风所致的神经炎、股外侧皮神经炎、带状疱疹及其后遗神经痛、静脉曲张性溃疡、阿弗他口炎、脂溢性皮炎等，此外，还可预防蚊虫叮咬。除盐酸硫胺外，现还有维生素B_1新衍生物丙硫硫胺和呋喃维生素B_1，后两者毒性低，作用强，维持时间长。剂量：①盐酸硫胺，口服10～30 mg/次，3次/d；肌注或皮下注射50～100 mg/次，1次/d。②呋喃维生素B_1，口服25～50 mg/次，3次/d；肌注成人20～40 mg，1次/d。③丙硫硫胺，口服5～10 mg/次，3次/d；肌注或皮下5～10 mg/次，1次/d。不良反应与使用注意事项：毒性低，不良反应少，注射时偶见过敏反应，甚至过敏性休克。本品禁作静注用。

（2）维生素 B_2（核黄素）：为人体体内一种重要辅酶（黄酶类辅基的组成部分），当缺乏时，可影响机体的生物氧化而使代谢发生障碍。皮肤科主要可用于治疗核黄素缺乏症（表现为阴囊炎、口角炎、舌炎和唇炎）。此外，还可作为皮肤黏膜念珠菌病的辅助治疗，对脱屑性红皮病、寻常痤疮、酒渣鼻、脂溢性皮炎和重金属中毒（如砷剂皮炎）也有帮助。口服，成人 5～10 mg/次，3 次/d；肌注，成人 5～10 mg/次，1 次/d。

（3）烟酸（尼古丁酸）、烟酰胺：两者统称为维生素 PP，烟酸在体内变成菸酰胺，后者组成细胞内重要辅酶，即辅酶Ⅰ和辅酶Ⅱ，有促进组织代谢的作用，缺乏时可导致严重的代谢紊乱。在皮肤科的适应证有烟酸缺乏病（陪拉格，表现为皮炎、腹泻和精神障碍）、皮肤瘙痒症（要用烟酸）、光敏性皮病（如多形性日光疹、慢性光线性皮炎等，要大剂量使用）、大疱性类天疱疮（大剂量烟酰胺与四环素合用）、播散性环状肉芽肿、硬皮病、白癜风、类脂类渐进性坏死、黄色瘤（Ⅰ型除外）、硬红斑、多形性红斑、冻疮、冻伤、雷诺病、血栓闭塞性脉管炎、持久性隆起性红斑。口服，成人 50～200 mg/次，3 次/d；儿童 75～150 mg/d，分 3 次服。静滴，成人 50～200 mg/次，1 次/d；儿童 50～100 mg/次，1 次/d。常见有皮肤潮红、瘙痒，偶见恶心、呕吐、腹泻心悸，严重的可致肝功损害。烟酰胺的作用同烟酸，但前者无血管扩张作用。

（4）维生素 B_6（吡哆辛）：维生素 B_6 进入体内后，在体内迅速变成各种辅酶，参与氨基酸和脂肪的代谢，当缺乏时可产生神经症状（抑郁、感觉神经炎）、低血色素性贫血和烟酸缺乏病样症状。在皮肤科的适应证包括脂溢性皮炎、脂溢性脱发、头皮糠疹、皮脂溢出症、痤疮、酒渣鼻和妊娠疱疹等。口服，成人 50～250 mg/d，分 2～3 次服；肌注，50～100 mg/d；静注，200 mg/d。

（5）泛酸：从肠道吸收后可转变成为辅酶 A 的组成部分，参与蛋白质、脂肪和糖的代谢。在皮肤科的应用范围包括白发、白癜风、斑秃、女阴瘙痒症、痒疹、丘疹性荨麻疹等，也可作为红斑狼疮的辅助治疗。口服 10～20 mg/次，3 次/d。

（6）对氨苯甲酸（PABA）：对人体的作用尚不甚明确，在皮肤科可试用于色素性皮肤病（白发、白癜风、雀斑等），也可作为结缔组织病皮肌炎、红斑狼疮和硬皮病的辅助治疗。局部外用有显著的防光作用。口服 3～6 g/d，分 3 次服，外用 3％霜剂。

（7）生物素是糖、蛋白质和脂肪中间代谢的一个重要辅酶，可试用于治疗先天性鱼鳞病样红皮病、婴儿脂溢性皮炎、脱屑性红皮病和脆甲等。口服 2～5 mg/d，肌注 5 mg/d。

（8）叶酸是一种水溶性 B 族维生素，对正常红细胞的生成极为重要，是 DNA 和核蛋白合成的重要辅酶，在血液科主要用于治疗巨幼红细胞贫血。在皮肤科可试用于银屑病（常与维生素 B_{12} 合用）、口腔溃疡、放射性皮炎。此外，当使用叶酸拮抗剂氨甲蝶呤过量时，可用亚叶酸钙肌注解毒。口服 5～20 mg/次，3 次/d；肌注 15 mg/次，1 次/d。

（9）维生素 B_{12}（氰钴胺）：参与体内核酸、胆碱、蛋氨酸的合成及脂肪、糖的代谢，是体内多种代谢过程中必需的辅酶，对正常血细胞的生成尤为重要。在皮肤科的适应证包括带状疱疹及其后遗神经痛、银屑病及银屑病性红皮病、扁平苔藓、日光性皮炎、先天性鱼鳞病样红皮病、扁平疣、白塞病、麻风反应、过敏性紫癜等，也可用作红斑狼疮的辅助治疗，肌注 100～1 000 μg/d，1 次/d。不良反应：罕见，可有暂时性腹泻、外周血管血栓形成、皮肤瘙痒、痤疮、荨麻疹等，个别可致过敏性休克。

（10）维生素 C：在体内参与糖代谢和氧化还原过程，促进结缔组织中细胞间质的合成，抑制透明质酸酶的纤维溶解酶，维持细胞间质的完整，减少毛细血管的通透性，加速血液凝固，参与解毒功能，增加机体对感染的抵抗力，抗组胺和缓激肽，抑制多巴的氧化并还原黑色素等作用。在皮肤科的适应证有维生素 C 缺乏病（坏血病）、出血性皮肤病（过敏性紫癜、色素性紫癜性皮病、皮肤含铁血黄素沉着症等）、变应性皮肤病（湿疹、接触性皮炎、荨麻疹、药疹等）、银屑病（以急性进行期最佳）、红皮病、静脉曲张综合征及其他皮肤溃疡、色素性皮肤病（皮肤黑变病、黄褐斑及因外伤、炎症和痤疮后形成的色素沉着）。口服，0.1～0.3 天/次，3 次/d；静注 1 天/次，1 次/d；静滴1～3 天/次，1 次/d。不良反应：罕见，大剂量可引起腹泻和轻度腹部症状（如胃部不适），偶可诱发胃溃疡，静注偶可引起静脉血栓形成及过敏性休克。临床应用：①防治外伤、炎症、痤疮、晒伤等所致的色素沉着，能美白皮肤。②外用维生素 C，可维持皮肤弹性，减轻皱纹，改善皮肤粗糙、苍白、松弛等现象，延缓皮肤自然老化及光老化，防治头发易折断等。③治疗湿疹、荨麻疹、药疹等。

（11）芦丁：能降低毛细血管通透性及脆性，促进细胞增生和防止白细胞凝集，并有抗炎、抗过敏、降血脂、强心和保护溃疡面等作用。在皮肤科可用于治疗出血性皮肤病（色素性紫癜性皮病、过敏性紫癜、皮肤含铁血黄素沉着症等）、类银屑病、变应性皮肤病（湿疹等）和下肢静脉曲张综合征。口服，20～40 mg/次，3 次/d。

第二节 外用药物

一、外用药的性能

皮肤科的常用外用药有很多，但各自都有不同的性能，根据其性能，可将皮肤科外用药分为以下几种。

（一）清洁剂

主要用于清除皮损上的渗出物、鳞屑和痂等。常用的有生理盐水、1∶8 000 的高锰酸钾溶液、2%～4%的硼酸溶液、植物油和液状石蜡等。

（二）保护剂

具有保护皮肤、防止外来刺激的作用，此类药物作用温和，其本身无刺激性。常用的有滑石粉、氧化锌、炉甘石、淀粉和植物油等。

（三）止痒剂

通过其清凉、局部麻醉及消炎作用达到止痒的作用，如 0.5%～2%的薄荷、2%的樟脑和 1%～2%的达可罗宁等。

（四）抗菌剂

指能杀灭或抑制细菌的外用药，包括各种抗生素药水。但应特别注意那些易致敏的抗生素不宜外用。

（五）抗真菌剂

指能杀灭或抑制真菌的外用药，如3％～10％的水杨酸、6％～12％的苯甲酸等。

（六）抗病毒剂

指能抑制病毒复制的外用药，如2％～3％的阿昔洛韦等。

（七）抗炎剂和抗变态反应剂

主要是各种不同的糖皮质激素外用时有明显的抗炎症作用，但不同类型的外用激素其作用强弱可相差几十倍到上千倍，长期外用可引起皮肤萎缩、毛细血管扩张等不良反应，大面积长期外用还会因吸收而引起全身的不良反应，必须在专业医师指导下应用。

（八）角质促成剂

指能促进表皮角质层正常化的外用药，常并有收缩血管、减轻炎性渗出和浸润的作用。

（九）角质松解剂

能促进过度角化的角层细胞松软解离而脱落的药物。

皮肤科外用药的性能还有收敛剂、腐蚀剂、抗肿瘤剂、遮光剂和脱色剂等。在使用皮肤科外用药前了解所用的外用药的性能是十分重要的。

二、外用药的剂型

（一）溶液

是指药物的水溶液。具有清洁、收敛作用，主要用于湿敷。湿敷有减轻充血水肿和清除分泌物及痂皮等作用，如溶液中含有抗菌药物还可发挥抗菌、消炎作用，主要用于急性皮炎湿疹类疾病。常用的有3％硼酸溶液、0.05％～0.1％小檗碱溶液、1∶8 000高锰酸钾溶液、0.2％～0.5％醋酸铝溶液、0.1％硫酸铜溶液等。

（二）酊剂和醑剂

是指药物的酒精溶液或浸液，酊剂是非挥发性药物的酒精溶液，醑剂是挥发性药物的酒精溶液。酊剂和醑剂外用于皮肤后，酒精迅速挥发，将其中所溶解的药物均匀地分布于皮肤表面，发挥其作用。常用的有2.5％碘酊、复方樟脑醑等。

（三）粉剂

有干燥、保护和散热作用。主要用于急性皮炎无糜烂和渗出的皮损、特别适用于摩擦部位。常用的有滑石粉、氧化锌粉、炉甘石粉等。

（四）洗剂

也称振荡剂，是粉剂（30％～50％）与水的混合物，二者互不相溶。有止痒、散热、干燥及保护作用。常用的有炉甘石洗剂、复方硫黄洗剂等。

（五）油剂

用植物油溶解药物或与药物混合。有清洁、保护和润滑作用。主要用于亚急性皮炎和湿疹。常用的有 25%～40% 氧化锌油、10% 樟脑油等。

（六）乳剂

是油和水经乳化而成的剂型。有两种类型，一种为油包水（W/O），油为连续相，有轻度油腻感，主要用于干燥皮肤或在寒冷季节的冬季使用；另一种为水包油（O/W），水是连续相，也称为霜剂（cream），由于水是连续相，因而容易洗去，适用于油性皮肤。水溶性和脂溶性药物均可配成乳剂，具有保护、润泽作用，渗透性较好，主要用于亚急性、慢性皮炎。

（七）软膏

软膏是用凡士林、单软膏（植物油加蜂蜡）或动物脂肪等作为基质的剂型。具有保护创面、防止干裂的作用，软膏渗透性较乳剂更好，其中加入不同药物可发挥不同治疗作用，主要用于慢性湿疹、慢性单纯性苔藓等疾病，由于软膏可阻止水分蒸发，不利于散热，因此不宜用于急性皮炎、湿疹的渗出期等。

（八）糊剂

糊剂是含有 25%～50% 固体粉末成分的软膏。作用与软膏类似，因其含有较多粉剂，因此有一定吸水和收敛作用，多用于有轻度渗出的亚急性皮炎湿疹等，毛发部位不宜用糊剂。

（九）硬膏

硬膏由脂肪酸盐、橡胶、树脂等组成的半固体基质贴附于裱褙材料上（如布料、纸料或有孔塑料薄膜）。硬膏可牢固地附着于皮肤表面，作用持久，可阻止水分散失、软化皮肤和增强药物渗透性。常用的有氧化锌硬膏、肤疾宁硬膏、剥甲硬膏等。

（十）涂膜剂

涂膜剂是将药物和成膜材料（如梭甲基纤维素纳、梭丙基纤维素纳等）溶于挥发性溶剂（如丙酮、乙醚、乙醇等）中制成。外用后溶剂迅速蒸发，在皮肤上形成一均匀薄膜，常用于治疗慢性皮炎，也可以用于职业病防护。

（十一）凝胶

凝胶是以由高分子化合物和有机溶剂如丙二醇、聚乙二醇为基质配成的外用药物。凝胶外用后可形成一薄层，凉爽润滑，无刺激性，急、慢性皮炎均可使用。常用的有过氧化苯甲酰凝胶、阿达帕林凝胶等。

（十二）气雾剂

气雾剂又称为喷雾剂，由药物与高分子成膜材料（如聚乙烯醇、缩丁醛）和液化气体（如氟利昂）混合制成。喷涂后药物均匀分布于皮肤表面，可用于治疗急、慢性皮炎或感染性皮肤病。

（十三）其他

二甲基亚砜（dimethyl sulfoxide，DMSO）可溶解多种水溶性和脂溶性药物，也称为二甲亚砜。药物的 DMSO 剂型往往具有良好的透皮吸收性，外用疗效好。1％～5％氮酮溶液也具有良好的透皮吸收性，且无刺激性。

三、外用药应用原则和注意事项

（一）皮肤病外用药应用原则

1. 个体情况差异 皮肤病外用药应用的原则之一，是要考虑个体情况有差异，如是否是过敏体质、用药部位的皮损特点。上述原因都对皮肤科外用药的应用有很大影响。比如妇女、儿童皮肤薄嫩，外用药相对易渗透和吸收，用量宜小。男性相对用药量就应该大一些，而老年人皮肤萎缩老化，因此用药浓度应稍低。另外，面颈部、外阴及会阴部等皮肤薄嫩处，外用药量也宜少，并且应选刺激性小的。而手足掌跖部角质层厚的应用量大。另外过敏体质的患者应用外用药时，应尽量不用刺激性强的、容易引起过敏反应的外用药，以免给患者带来不必要的痛苦。用药前最好在正常皮肤上涂抹 1～2 h 后，如无过敏反应后再应用。

2. 外用药用法 皮肤病的性质和分期不同，外用药用法也不一样。虽是同种疾病，不同的疾病分期（进行期、稳定期、退行期），病理性质不同（急性、亚急性、慢性），临床表现不一样。根据不同分期、不同疾病的性质也会采用不同的外用药物治疗。例如，临床常见的湿疹急性期是以渗出为主的，就应用水剂或湿敷的方法减少渗出，缓解炎症。同时应避免使用刺激性较强的外用药，以免加剧病情。如果进入慢性期，皮肤肥厚无渗出者，则不能在采取上述方法，而应给予霜剂、油膏等渗透力较强的外用药。同时，可用红外线照射或包封疗法等以增加药物的吸收，从而加强疗效。

3. 剂型与疾病的相关性 皮肤科外用药应用时还考虑剂型与疾病的相关性。外用药在应用上除了要考虑其药理作用外，也必须考虑其剂型的问题。同种疾病如果应用不同剂型可能产生截然相反的结果。如上述急性湿疹，糜烂渗出期，渗出较多，一般采用湿敷，可取得较好的疗效。反之，如果选用霜剂、软膏，对渗出液不但没有吸收作用，而且还会阻碍炎症的郁热散发，从而往往会引起渗出增多加剧病情，甚至会引起湿疹的爆发。因此，临床治疗过程中必须根据皮肤病的不同症型、不同分期，采用不同的剂型给予治疗。

4. 种类及药物的浓度 选择正确的外用药物的种类及药物的浓度，也是治疗取得效果的关键。譬如一个脚癣的患者，正确地给予抗真菌达克宁乳膏治疗，很快就会取得疗效。如果给予尿素乳膏，起不到相应的治疗作用。如果给予丙酸倍氯米松乳膏，不但起不到治疗作用，还会因能够止痒、但不能杀灭真菌而掩盖病情，往往会加重病情。所以临床治疗上必须辨证明确、诊断准确、治疗合理，才能取得满意的疗效。在皮肤科外用制剂中，即使是同一种药物，由于配伍浓度不一样，治疗效果也会不同。例如，1％～3％水杨酸乳膏或软膏有促角质生成、止痒作用。3％～6％水杨酸酊剂、乳膏或软膏有抗浅部真菌作用，能治疗体癣、足癣、手癣等。而 5％～10％水杨酸乳膏（或软膏）、15％硬膏、

13.6％～26％溶液有促进角质溶解作用,用于银屑病、脂溢性皮炎鳞屑较多的患者。25％～60％软膏或40％硬膏外用就有腐蚀作用,用于鸡眼、寻常疣的治疗。从上述不难看出,不同浓度的水杨酸制剂可以治疗不同的疾病。因而,临床实践中必须熟练掌握不同浓度药物的药理作用。

(二) 皮肤科外用药临床实践注意事项

对刺激性较强、浓度较高的药物使用时应随时观察,特别是易于吸收水杨酸、类固醇皮质激素的制剂,用于皮肤损害面积较大,应从低浓度开始,逐渐增加药物浓度。如有不良反应,立刻停药,使用药效平和的药物。另外,在用上述药物,用前最好在小面积皮损试用一下。同时,再用刺激性强、浓度较高的外用药时,用药数日后,可间歇1～2 d,在此期间可用平和性质的药物治疗。以减少副反应的发生。儿童及妇女的颜面部一般不用类固醇激素,特别是强效的。用药要简单有效,不可因经济效益,而乱开药、乱用药,以免过于复杂引起不良反应。药量要合适,一次不宜过多,特别是初诊患者,更应告知其用药方法。用药方法要正确,皮肤科外用药,多可自己使用。但方法不正确则治疗效果欠佳,因此,处方或给药时,应做详尽的说明,讲明用药方法及注意事项,如有需要可给予实际操作指导。例如,急性湿疹的急性期,皮损以丘疹、水疱为主,有明显的渗出倾向,临床治疗就应给予湿敷治疗,根据皮损大小,选一定大小纱布,将其叠成6～8层的厚度,然后将纱布浸入其中充分浸泡后,将其捞出,敷于糜烂渗出皮损处40～60 min。

第三节　医学护肤品

医学护肤品,又称为功效性护肤品,概念源自护肤品与药物的结合,在欧美国家,医学护肤品是指作为护肤品销售的具有药物或类似药物特性的活性产品。但医学护肤品不是药品,虽然对某些皮肤病具有辅助治疗作用。其主要作用机制是增加皮肤角质层含水量及脂质成分,具有修复表皮、重建皮肤屏障及抗刺激、抗炎症等功能。

一、医学护肤品的特点

(一) 功效性

要根据不同类型的皮肤的特点及皮肤病的发病机制进行活性成分的功效研究,其机制明确,对一些皮肤病能起到辅助治疗的作用。其生产过程严格按药物的生产来研制,其成分在皮肤内的作用更有针对性。

(二) 安全性

配方精简,各种原料经过筛选,不含损伤皮肤或引起皮肤过敏的物质,如色素、香料、致敏防腐剂、表面活性物质的添加成分,对皮肤无刺激。按药品GMP标注进行生产,具有良好的安全性。

（三）实验及临床验证

其功效性和安全性必须经过实验及临床验证。医学护肤品都需要经过皮肤科医生测试，具有低敏性和耐受性好的特点。

二、医学护肤品的分类及作用

（一）医学护肤品的分类

按照产品功效，医学护肤品可分为清洁剂、保湿剂、角质剥脱剂、美白剂、防晒剂、芳香安神剂、安抚舒缓剂、止汗剂、除臭剂、生发育发剂、染发剂、脱毛剂、美乳剂、遮瑕剂等。保湿剂可保持水分，延缓、阻止水分挥发，其主要成分可分为从空气中吸收水分的吸湿性原料和阻止水分蒸发的封闭性原料。前者包括甘油、蜂蜜、乳酸、尿素、山梨糖醇、明胶、胶原蛋白等，后者则包括凡士林、硅油、植物油、矿物油、脂肪酸和蜡等。可用于日常皮肤护理和伴有干燥症状的皮肤病的辅助治疗。

（二）医学护肤品的作用

1. 美白剂　目前国际上美白剂种类繁多，但其效果并不理想，开发安全有效的美白剂仍是国内外研究热点。常用的原料按作用机制可分为酪氨酸酶活性抑制剂、影响黑素代谢剂、黑素细胞毒性剂、化学剥脱剂、还原剂、防晒剂等。其中常用的酪氨酸酶活性抑制剂有氢醌（国际上规定禁止加入化妆品）、曲酸及其衍生物、熊果苷等。影响黑素代谢的原料有维A酸、亚油酸等。黑素细胞毒性原料则有四异棕榈酸酯、甘草提取物等。化学剥脱剂主要有果酸、亚油酸，还原剂则包括维生素C、维生素E等。可用于具有美白需求的正常人与色素沉着性皮肤病患者，如黑变病、黄褐斑、雀斑等。

2. 防晒剂　主要分为物理性的紫外线屏蔽剂和化学性的紫外线吸收剂。常用的紫外线屏蔽剂为二氧化钛。紫外线吸收剂种类繁多，如对氨基苯甲酸及其酯类、邻氨基苯甲酸酯类、对甲氧基肉桂酸酯类、二苯酮及其衍生物、甲烷衍生物等。此外，绿茶、沙棘、黄芩、芦荟等提取物也有防晒作用。其能够减少紫外线对皮肤的不良作用，缓减光线性皮肤病症状，预防皮肤肿瘤，预防光老化。可用于正常人（预防光老化等）、光感性/光敏性皮肤病患者（如多形性日光疹、红斑狼疮、着色性干皮病等）或因疾病需要正在服用具有光敏性药物的患者。

3. 生发、育发剂　中药首乌、黑芝麻、熟地黄、透骨草、生姜、人参、川乌等可促进毛发生长、预防毛发非正常脱落。与口服药物配合，可用于脱发性疾病的辅助性治疗。

4. 染发剂　根据染发色泽维持的时间长短，可分为暂时性、半持久性和持久性三类染发剂。暂时性和半持久性染发剂多为临时装饰用，使用较少。持久性染发剂使用最普遍，可分为天然染料、金属染料和有机合成染料。天然染料有指甲花、春黄菊、苏木精等。金属染料通常与人体内的某些特异性酶结合形成复合物，直接影响酶的活性，导致人体产生多种疾病，已被多数国家禁止使用。有机合成染料则可分为氧化染料、还原染料。氧化染料有显色剂（对苯二胺及衍生物）、成色剂（连苯三酚）、氧化剂（过硫酸钾等），易过敏。还原染料包括含染料隐色体和碱性还原剂。主要用于实现美容效果。

5. 遮瑕剂　根据基本配方的不同可分为油性配方、水性配方、无水配方与无油配方。油性配方主要成分为矿物油、羊毛脂/醇、椰子油、芝麻油、红花油、合成酯类等，适于干性皮肤。水性配方包含少量的油，其中的色素用相对大量的水乳化，常用的乳化剂有皂类、硬脂酸甘油酯、丙二醇单硬脂酸酯等，适于微干至中性皮肤。无油配方不含动物、植物、矿物油，但含有其他油性物质，如二甲硅油、环甲硅油等，适于油性皮肤。无水配方为植物油、矿物油、羊毛脂醇、合成酯类构成的油相与蜡类混合而成，可混入高浓度的颜料，维持时间长，多用于舞台化妆。遮瑕剂可改善外观。

三、医学护肤品的应用

医学护肤品的独特性能决定其不仅可用于正常健康皮肤，也可用于问题皮肤。因此医学护肤品的应用大致分为美容化妆及皮肤病的治疗。

（一）美容化妆

美容化妆是根据医学与美学的基本原理，以化妆品及艺术描绘手法来掩饰、装扮自己，达到心情愉快、增强自信心和尊重他人的目的。其主要意义在于增加美感和自信心，具体表现在以下几点。

1. 美化人体　美容化妆最大的效能是美化人体，增加魅力，改变容颜，保持皮肤和毛发的健美。例如，使用洁肤霜、紧肤水、粉底霜、定妆粉可使脸面皮肤洁净光亮、毛孔收缩及调整面部皮肤的颜色、增进皮肤的光泽。擦胭脂、涂口红、画眼线、描眉等，可使面部肤色红润、嘴唇更艳丽、眼睛更有神，从而增强整个面容的立体感。

2. 防病健身　化妆不仅可美容，还可防病健身。如强烈的阳光会损伤皮肤，涂用防晒霜可减少紫外线对皮肤的损伤，有效地防止面部色素斑的出现。

3. 弥补缺陷　眉毛短缺、色淡、过浓，眼睛太小、斜眼、突眼，鼻子短粗、平塌，嘴唇过厚、过薄、过宽、过小等，均可通过化妆手段来弥补或矫正，形成和谐统一。

（二）皮肤病的辅助治疗

医学护肤品已被广泛用作皮肤病的辅助治疗，并被证实可降低皮肤敏感性、提高治疗效果、改善外观、减轻治疗副作用、缩短治疗时间和降低复发率。

1. 敏感性皮肤　敏感性皮肤分为生理性及继发性。生理性皮肤敏感是指患者由于环境温度的变化，且使用方法不当从而对普通护肤品不耐受，容易产生干燥、脱屑、充血红肿、瘙痒、紧绷感等。继发性皮肤敏感是由于某些皮肤病，如激素依赖性皮炎、化妆品皮炎、换肤综合征等引起的皮肤敏感。敏感性皮肤发生的基础都是角质层细胞间质主要成分——神经酰胺减少，皮肤屏障功能受损，应首先恢复皮肤屏障，使用具有抗敏保湿作用的医学护肤品。

2. 痤疮　痤疮是一种常见的、多发于青春期的慢性毛囊及皮脂腺炎症。有粉刺、丘疹、脓疱、结节、囊肿、瘢痕等多种损害。应选用具有控油清痘功效的医学护肤品，其可清洁皮肤，去除黑头粉刺和多余油脂，减轻炎症反应，溶解角质栓，降低治疗药物的不良刺激反应。此外，油性皮肤存在水-油平衡失调、继发皮脂溢出性皮肤病时，还有皮肤屏障受损和经表皮水分丢失增加,所以同样需要补水和保湿,保持皮肤水-油平衡才能更好地达到控油目的。

3. 皮炎、湿疹及银屑病　此类患者皮肤多缺水干燥,屏障功能破坏,对外界刺激极其敏感。表皮的屏障功能受损与皮肤损害可互为因果,皮肤损害的病理变化可使皮肤屏障功能受损,水分经表皮丢失。医学护肤品可安全有效地用于此类皮肤,补充皮肤水分和皮脂含量,修复皮脂膜,恢复皮肤屏障功能,有效纠正皮肤干燥状况,其中的抗敏活性成分,可舒缓皮肤敏感,起辅助治疗作用。还可辅助抗炎、减少过敏和复发。若与外用制剂合用则可提高药效、缩短疗程、降低不良反应。

4. 毛细血管扩张　毛细血管扩张可由多种因素造成,如长期受紫外线、寒冷、高温等刺激,也可由长期使用糖皮质激素或长期使用含有机酸的产品造成。主要表现为表皮变薄,毛细血管扩张,屏障功能破坏。选用合适的医学护肤品则可减少刺激,改善毛细血管功能,补充皮肤水分和皮脂含量,修复皮脂膜,恢复皮肤屏障功能。

5. 日光性皮肤病　日光性皮肤病种类繁多,如日光性皮炎、多形性日光疹、慢性光化性皮炎等,其发病与紫外线中的 UVA、UVB 有关。部分患者甚至发生皮肤肿瘤。在药物治疗日光性皮肤病同时,应使用防晒剂以增强治疗效果并减少疾病的复发、提高治疗效果。

6. 色素沉着　干性皮肤的角质层含水量减少,皮肤屏障受损,角质形成细胞结构不稳定和功能障碍,不能将黑素及时均匀地运输到表皮;而皮脂腺分泌量减少,使表皮层中具有防晒作用的角鲨烯等含量减少,使皮肤防晒屏障功能减弱,导致黑素代谢紊乱,易产生色素沉着。可在清洁、补水、保湿、防晒的基础上,增加使用医学美白祛斑剂。

7. 皮肤老化　干性皮肤的表皮、真皮水分大量丢失,表皮变薄,真皮内弹力纤维断裂,胶原纤维减少,排列紊乱,皮肤弹性降低,可导致皮肤老化,皱纹产生。在清洁、补水、保湿、防晒的基础上,增加使用医学护肤品抗皱剂。

此外,医学护肤品还能用于多汗、腋臭、脱毛、脱发、白发等的辅助疗法。

第四节　损容性皮肤病的预防

一、皮肤肿瘤的预防

患者在日常生活中避免过度日光直射和暴晒,使用遮阳工具,避免过多接触紫外线、X 线等各种射线。鼓励患者树立战胜疾病的信心,调动患者的主观积极性,保持乐观精神,避免紧张情绪,饮食宜富含维生素 A 和维生素 C。保持局部清洁,防止感染的发生。对长期不能治愈的慢性溃疡、慢性炎症和黏膜白斑等要积极治疗并定期检查,有助于预防皮肤肿瘤的发生。预防皮肤肿瘤,主要做到以下方面。

(一)养成良好的生活习惯

戒烟限酒,首先是不吸烟。世界卫生组织预言,如果人们都不再吸烟,5 年之后,世界上的皮肤癌将减少1/3。其次是不酗酒。烟和酒是极酸的酸性物质,长期吸烟喝酒的人,极易导致酸性体质。

（二）注意饮食

不要过多地吃咸而辣的食物，不吃过热、过冷、过期及变质的食物；年老体弱或有某种疾病遗传基因者酌情吃一些防癌食品和含碱量高的碱性食品，保持良好的精神状态。不要食用被污染的食物，如被污染的水、农作物、家禽鱼蛋、发霉的食品等，要吃一些绿色有机食品，要防止病从口入。

（三）良好的心态

有良好的心态应对压力，劳逸结合，不要过度疲劳。中医认为压力导致过劳体虚从而引起免疫功能下降、内分泌失调、体内代谢紊乱，导致体内酸性物质的沉积；压力也可导致精神紧张引起气滞血淤、毒火内陷等。

（四）锻炼身体

加强体育锻炼，增强体质，多在阳光下运动，多出汗可将体内酸性物质随汗液排出体外，避免形成酸性体质。

（五）生活要规律

生活习惯不规律的人，如彻夜唱卡拉 OK、打麻将、夜不归宿等，生活无规律，都会加重体质酸化，容易患皮肤癌。应当养成良好的生活习惯，从而保持弱碱性体质，使各种皮肤疾病远离自己。

（六）不要过频洗澡

最新研究表明，过频洗澡也会导致皮肤癌（先皮肤出现红肿即皮肤炎，皮肤炎诱发皮肤癌），这不是危言耸听，专家建议一周 3 d 洗一次澡就足够了，而且搓揉力度要舒适，身上有些污垢不会影响健康，甚至会起到保护作用，这在炎热地带是很有帮助的。

（七）不要过度进行人工日光浴

不要过度进行人工日光浴。据《英国医学杂志》报道，经常进行人工日光浴者患上皮肤癌的概率比一般人高 20%。

二、感染性皮肤病预防

感染性皮肤病是由病原体侵入皮肤引起的疾病。通常情况下，由于生活条件、卫生环境等的改变，很容易出现各种感染性皮肤病，因此需要了解相关的科普知识，做好预防工作，减少这些疾病的发生。感染性皮肤病有伤口继发感染、各种真菌感染、病毒性皮肤病和各种细菌感染等，需要采取以下预防措施。

（一）伤口继发感染

由于伤口与外界环境直接接触，容易导致伤口感染、化脓。病员应注意清洁，避免伤口污染，局部外用碘附消毒，酌情使用抗生素软膏。

（二）各种真菌感染

如手足癣、体癣等。局部环境潮湿、机体抵抗力下降容易导致真菌繁殖，表现为局部小丘疹，皮损和周围的正常皮肤界限清楚。此时应尽量穿透气性好的衣服、鞋袜，保持局部干燥，透气。尽量不要搔抓，防止抓破皮肤继发感染，勿交叉使用生活用品。可外用抗真菌药。若继发细菌感染银屑病，应加用抗生素软膏。

（三）病毒性皮肤病

如水痘、带状疱疹、麻疹、手足口病等。过度悲痛、劳累、营养不良等导致机体抵抗力下降及人群密集都可能诱发这些皮肤病。应尽可能注意休息，避免感冒，增强抵抗力，可服用板蓝根冲剂、抗病毒冲剂或阿昔洛韦等抗病毒药。一旦发现水痘、麻疹患者，应加强隔离，避免传播。

（四）各种细菌感染

如毛囊炎、脓疱疮等。皮损表现为丘疹，顶端有脓疱，或红斑上有脓痂。潮热多汗易引起这类皮肤病，应尽可能保持皮肤干净、干燥，避免烫洗和搔抓，多待在凉爽通风的地方，同时多饮水。外用抗生素软膏。严重时应口服抗生素。

（五）疥疮

在人多的集体宿舍容易发生。临床表现为芝麻大小的红色丘疹。发生在皮肤薄嫩的指缝间、下腹部和大腿内侧。剧痒。采用杀虫剂如硫黄软膏等治疗。同时要注意用开水烫洗衣服和床上用品。避免交叉传播。

三、瘙痒性皮肤病的预防

瘙痒一般表现为阵发性，尤其是夜间更为严重，其主要病症为皮肤开始干燥、变薄，出现糠状脱屑的状况，对其进行长期的搔抓会出现严重的血痂及抓痕，也可能出现色素沉着、苔藓样变、湿疹样变等症状，严重的还会出现皮肤感染。因此，及时预防十分必要。

（一）科学洗澡

中老年人的皮肤因为生理性退化的缘故，皮肤表面缺乏足够的皮脂保护，皮肤干燥缺水，过勤洗澡会带走原本就不多的皮脂保护层，使皮肤愈显干燥，如果洗澡水过热、用碱性大的肥皂或用力搓澡，无疑会加重皮肤干燥瘙痒的状态。因此，冬季老年人应当减少洗澡的次数，每周1次即可，水温不要太高，洗浴时间也不要过长。洗澡时尽量少用浴液和香皂。香皂等在身体上停留的时间不要过长，要及时冲洗干净。

（二）增强润肤

除了浴后必要的润肤外，平时应根据自己皮肤干燥的程度，每天在容易瘙痒的部位涂抹1～2次含止痒成分的润肤剂以保持皮肤的滋润度。沐浴后及平时常涂抹润体乳霜，补充皮肤的油脂。擦乳液或乳霜保养皮肤最好在擦干身体3 min内即涂抹。

（三）小心穿着

内衣最好选择天然织物，如纯棉、蚕丝、棉麻、棉丝、丝麻等制品，减少对皮肤的刺激。新买的内衣，特别是经过防缩处理的内衣，一定要先洗涤以后再穿，从而避免可能残存的有害物质对皮肤的伤害，出现瘙痒等症状。冬季的内衣裤洗净后尽量在太阳下暴晒，不要阴干。

（四）注意饮食

宜多食动物肝脏、禽蛋、鱼肝油等富含维生素 A 的食物；芝麻、花生、黄豆、黑豆等富含亚油酸食物能滋润肌肤；多饮水，多吃胡萝卜、南瓜、新鲜蔬菜和水果等。忌食海鲜、牛肉、羊肉、酒类、辣椒、浓茶、咖啡等刺激性食物。

（五）内在调理

要注意休息及适当的心理压力调节。心理因素也会影响到人对刺激的敏感度，使人更容易产生痒感，特别是可能使患瘙痒性神经功能障碍性皮肤病的患者症状加重。同时，瘙痒难忍时可外用止痒药，不要用手搔抓。过度搔抓会使皮肤苔藓化。也不要用热水烫，因为毛细血管扩张会加剧皮肤干燥的程度，使瘙痒更加剧烈。

四、职业性皮肤病的预防

职业性皮肤病既会影响到劳动者的正常生产作业，也给其日常的生活带来痛苦与烦恼。企业在安全生产、职业健康工作中，对此应当引起足够的重视。控制企业职工职业性皮肤病的发病率，关键在于企业职能部门要采取有效的、针对性强的预防措施，职业性皮肤病是皮肤直接或间接接触致病物引起的，因此预防的关键是切断这种接触。由于其发生受多种因素影响，因此需采取加强作业场所的通风防毒效果，落实个人防护措施等一系列综合性预防措施。

（一）作业场所预防

改善劳动条件。操作过程采用自动化、机械化、管道化、密闭化，加强生产设备的清洁、维修与管理，防止污染作业环境，是预防职业性皮肤病的根本措施。应保证生产、使用、储存、运输化学物质的容器、管道密封性良好，最大限度地采用自动化工艺，要经常检修生产设备，防止生产工艺过程的"跑、冒、滴、漏"发生。工作场所的墙壁、顶棚和地面等内部结构及表面，应采用不吸收、不吸附毒物的材料，必要时应加设保护层；车间地面应平整防滑，易于冲洗清扫；可能产生积液的地面应做防渗透处理，并采用坡向排水系统，其废水应纳入工业废水处理系统。车间内存在导致职业性皮肤病化学物质的场所，应设置通风设备，并保持良好通风状态。应配备现场急救用品，设置冲洗喷淋设备，便于污染皮肤后的清洗。

（二）个人防护

为防止或减少皮肤接触溶液、蒸气、粉尘等刺激性物质，根据生产条件和工作性质配备相应的头巾、面罩、工作服、围裙、套袖、手套、胶靴等个人防护用品；在使用中须保持清洁，经常洗涤，特别是贴近皮肤的用品和日常衣服放置处要保洁，防止被污染。为了防止蒸气或粉尘的刺激，宜采用致密而柔软的工作服，工作服的开口处应扎紧，不适当的工作服可增加机械性摩擦，促进皮炎发生。采用橡胶制品防护用具时，应注意有少数人对橡胶制品过敏，会发生局限性接触性皮炎。

（三）皮肤防护剂的使用

皮肤防护剂只是一种综合性预防措施，在某种情况下可发挥一定的保护作用。使用防护剂必须在工作前涂上，工作完毕用清水和肥皂洗掉，这样可将附着的刺激物一并洗去。

（四）注意个人卫生

搞好环境和个人卫生，是最有效的防护措施之一。在生产过程中产生的刺激性粉尘、溶液或蒸气等，会污染设备、工具及车间环境，因此常打扫车间环境及清洁工具，可减少污染皮肤的机会。要养成卫生习惯，手部最易被污染，且由于挠痒又会将刺激物带到其他部位，因此手部被污染后应及时清洗。职工接触刺激物，下班后应淋浴，淋浴时不宜用过多的肥皂，特别是碱性大的肥皂，如每天需洗澡，应备一些碱性小的肥皂。洗澡时水不宜过热，不宜拿毛巾用力搓擦，这样会因增加机械性摩擦而促使皮炎的发生和加重。

（五）职业卫生管理

企业应加强在生产、使用、储存、运输过程中，对职业性皮肤病致病因素的职业卫生管理，严格执行操作规程；做好职业病防护设施的维护管理，建立职业病防护设施维护、检修记录；应定期检测作业场所职业病危害物浓度，及时发现问题并予以整改。对于接触职业病危害的工人，应进行职业病防治知识培训，使其掌握个人防护措施及个人防护用品的正确使用、保养方法。要做好工人上岗前的职业健康检查，严禁患有皮肤疾病者从事接触职业性皮肤病致病因素的作业，定期组织工人进行健康检查，以及时发现职业禁忌人员和遭受职业损害人员，并妥善安置。对体质特殊敏感的人员要妥善安排，以减少个体因素的影响。职业禁忌证的基本原则：有严重的变应性皮肤病、全身慢性皮肤病或手部湿疹的患者，不宜接触可诱发或加剧该病的致病物；严重痤疮及脂溢性皮炎的患者，不宜接触致痤疮的化学物；严重的皮肤干燥、掌跖角化及皲裂者，不宜从事接触有机溶剂、碱性物质、无机砷化合物和机械摩擦等工作；对光敏感者，不宜从事接触光敏物或在日光及人工紫外线灯光下工作；过敏体质或患有慢性皮肤病者，不适合在化工、制药等车间工作。

此外，某些化学物在引起职业性皮肤病的同时，还可经皮肤、呼吸道或其他途径吸收引起中毒，因此在做好皮肤防护的同时，还应注意呼吸防护。

第四章　敏感性皮肤及变态反应性皮肤

第一节　敏感性皮肤

一、概述

敏感性皮肤是指皮肤的耐受性较差、抵抗力弱，受到外界刺激后容易产生不适反应。而皮肤过敏是指过敏体质者接触过敏原后，皮肤出现红肿、热、痒等表现。两者之不同在于，皮肤敏感是一种状态，而皮肤过敏是一种疾病。

二、病因

敏感性皮肤的原因尚不完全清楚，是多因素共同作用的结果。可分为内源性因素如种族、年龄、性别、遗传、内分泌因素、某些疾病等，以及外源性因素如化学物质刺激、环境因素、生活方式、心理因素等。

（一）内源性因素

1. 种族　由于不同人种角质层数目及细胞间的黏附力、黑素的量和体积等的不同，导致皮肤敏感性有差异。

2. 年龄　青年比老年容易出现皮肤敏感，可能由于老年人的皮肤存在感觉神经功能减退、神经分布减少。

3. 性别　一般女性对于皮肤刺激较男性敏感，可能由于女性皮肤 pH 值较高，对于刺激缓冲力较差。

4. 遗传　敏感性皮肤个体大部分有敏感性皮肤家族史。

5. 内分泌因素　月经周期会影响皮肤的敏感性。

6. 疾病　某些皮肤病可使皮肤敏感性增高，如特应性皮炎、脂溢性皮炎、鱼鳞病等。

（二）外源性因素

1. 化学因素　如化妆品、肥皂、清洁剂等。

2. 环境因素　如冷、热与温度的迅速改变，季节的变化、空气污染、日光等。

3. 生活方式　辛辣刺激饮食、酒精可加重皮肤反应。

4. 心理因素　压力的增加、情绪的激动等常激发或加剧皮肤的反应。

三、诊断

(一)敏感性皮肤的临床表现

敏感性皮肤患者多表现为痒、刺痛感、针刺感、烧灼感、紧绷感。其严重程度不一，有个体差异。在用化妆品后，不适感加重，有的甚至不能耐受任何护肤品。可在用后数分钟出现，也可在数小时、甚至数天后出现。有时可见皮肤干燥、面部红斑、细小鳞屑。面部容易潮红。

(二)敏感性皮肤的检查

1. 皮肤化学探测试验　包括乳酸试验、十二烷基硫酸钠试验、氯仿-甲醇混合液试验、二甲基亚砜试验、乙酰胺试验、水洗激发试验、辣椒素试验。具代表性的乳酸试验有两种方法：一是将 10％乳酸水溶液在室温下用棉签抹在唇沟和面颊部；二是让受试者在 42℃、相对湿度 80％的小室内，充分出汗，接着涂 5％乳酸水溶液在鼻唇沟和面颊部。在 2.5 min 和 5 min 时用四分法评判刺痛程度。值得注意的是，上述试验阳性的个体并不一定就是敏感性皮肤。

2. 生物医学工程技术　用非创伤性技术测量生物物理参数评价皮肤微小程度的改变，如用皮肤水分蒸发测量仪测量皮肤经表皮的失水量，硅胶复制和鳞屑测量仪评价皮肤二维或三维表面结构，皮肤色度分光仪测量皮肤颜色，激光多普勒血流仪测量皮肤血流情况，A 型超声仪检查表皮、真皮和皮下组织的厚度改变。测量皮肤经表皮失水量是最经典的指标。

四、治疗

对一般敏感性皮肤的处理，首先是避免再刺激，尽量减少蒸脸、按摩、去角质等美容措施。可选用针对敏感性皮肤设计的化妆品，其常含有维生素 B_5、羧甲基 β-葡聚糖等。由于皮肤比较干燥，可使用含有合适比例脂质的保湿产品。对自觉症状严重、影响日常生活的患者，可口服抗组胺药物、外用非激素类抗炎药物以缓解症状。

五、日常护理

（一）皮肤防护

柔和清洁，物理防晒。要做好皮肤的清洁，避免污垢刺激，使过敏原无处藏身。清洁皮肤时避免使用皂基洗面奶（可选用含皂角或氨基酸类洗面奶），或仅用温水洗脸。敏感性皮肤耐受性差，应尽量避免清水蒸脸、按摩、去角质等皮肤护理。平时要注意润肤保湿和防晒，修复受损的皮肤屏障，降低皮肤的敏感性。防晒最好以物理性防晒为主，外出在阳光下最好戴遮阳品（帽、伞、镜等）；防晒霜可选择低防晒系数的产品，高防晒系数的产品容易对皮肤产生刺激。

（二）避免刺激

远离过敏原，慎用美白类化妆品。敏感性皮肤者更容易发生皮肤过敏，因此要远离已知的过敏原，避免接触有可能导致过敏的物质。春季花粉飞扬时尽量减少外出，避免花粉过敏。

（三）营养调整

生活规律，饮食调理。生活要有规律，保持充足的睡眠，愉快的心情，健康的饮食、排便习惯。运动能增进血液循环，增强皮肤抵抗力，保持皮肤最佳状态。在饮食上多吃水果、蔬菜。特别是富含维生素 A 的食物，如胡萝卜、卷心菜等，避免酒精、较重调味料、辛辣食物、咖啡、浓茶等对皮肤有刺激的食物。

第二节　接触性皮炎

一、概述

接触性皮炎亦称毒物性皮炎，为皮肤或黏膜接触某些外界刺激物质或变应原发生的炎症反应。引起本病的物质主要有动物性、植物性和化学性物质三大类，其中尤以化学性物质致病为多见。根据其发病机制通常可将接触性皮炎分成两类：即变态反应性接触性皮炎和刺激性接触性皮炎。其他类型有速发型接触性反应、光毒性及光变态反应性接触性皮炎、系统性接触性反应和非湿疹样接触性反应等。接触性皮炎发病急，在接触部位出现境界清楚的水肿性红斑、丘疹、大小不等的水疱；疱壁紧张、初起疱内液体澄清，感染后形成脓疱；水疱破裂形成糜烂面，甚至组织坏死。接触物若是气体、粉尘，病变多发生在身体暴露部位，如手背、面部、颈部等，皮炎境界不清。有时由于搔抓将接触物带至全身其他部位，如外阴、腰部等，也可发生类似的皮炎。机体若处于高度敏感状态，皮损不仅限于接触部位，范围可很广，甚至泛发全身。自觉症状轻者瘙痒，重者灼痛或胀痛。全身反应有发热、畏寒、头痛、恶心及呕吐等。病程有局限性。去除病因经适当治疗 1～2 周后可痊愈，但如再接触过敏原可再发作，反复接触，反复发作。如处理不当可发展为亚急性或慢性炎症，局部呈苔藓样病变。

二、病因

（一）原发性刺激

该类物质无个体选择性，任何人接触后均可发生，且无潜伏期，是通过非免疫机制而直接损害皮肤，当去除刺激物后炎症反应能很快消失，如强酸强碱，任何人接触一定浓度，一定时间，于接触部位均会出现急性皮炎，另外为长期接触刺激弱的物质，如肥皂、洗衣粉、汽油、机油等，多为较长时间内反复接触所致，这和原发性刺激物的性质和物理状态，个体因素如皮肤多汗、皮脂多、年龄、性别、遗传背景等及环境因素有关。

（二）变态反应

主要为Ⅳ型变态反应，是细胞介导的迟发型变态反应，当初次接触变应原后不立即发病，经过 4～20 d（平均 7～8 d）潜伏期，使机体先致敏，再次接触变应原后在 12～48 h 左右即发生皮炎。

（三）搔抓

皮损一般仅局限于接触部位，以露出部位为多，境界边缘清楚，形态与接触物大抵一致，但亦可因搔抓或其他原因将接触物带至身体其他部位而发病者，甚至因机体处在高度敏感状态而泛发全身，自觉灼痒，重者感疼痛，少数患者尤其是皮疹泛发全身者有时可引起全身反应，如畏寒、发热、恶心、头痛等。

三、临床表现

根据病程分为急性、亚急性和慢性，此外还有一些病因、临床表现等方面具有一定特点的临床类型。

（一）急性接触性皮炎

起病较急。皮损多局限于接触部位，少数可蔓延或累及周边部位。典型皮损为境界清楚的红斑，皮损形态与接触物有关（如内裤染料过敏者皮损可呈裤形分布；接触物若是气体、粉尘，病变多发生在身体暴露部位，如手背、面部、颈部等），其上有丘疹和丘疱疹，严重者红肿明显并出现水疱和大疱，后者疱壁紧张，内容清亮，破溃后呈糜烂面，偶可发生组织坏死。常自觉瘙痒或灼痛，搔抓后可将致病物质带到远隔部位并产生类似皮损。少数病情严重的患者可有全身症状。去除接触物后经积极处理，一般 1～2 周可痊愈，遗留暂时性色素沉着。交叉过敏、多价过敏及治疗不当易导致反复发作、迁延不愈或转化为亚急性和慢性。

（二）亚急性和慢性接触性皮炎

如接触物的刺激性较弱或浓度较低，皮损开始可呈亚急性，表现为轻度红斑、丘疹，境界不清楚。长期反复接触可导致局部皮损慢性化，表现为皮损轻度增生及苔藓样变。

四、检查

皮肤试验是最常用的特异性检查，包括斑贴、划痕、挑刺和皮内注射等。临床上以挑刺和皮内试验最为常用，如挑刺试验阴性，可做皮内试验复查。方法与原理：特异性患者接触过敏原后，可诱导产生特异性 IgE，此种抗体黏附于皮肤或黏膜下层的肥大细胞表面的 IgE 受体上，当它与再次进入体内的过敏原相遇形成 1 个过敏原与 2 个 IgE 抗体的桥连，致使肥大细胞内发生一系列生化过程，释放过敏介质，在皮肤局部产生风团、红晕或瘙痒。

五、诊断

（一）诊断

（1）有接触刺激物或致敏物的病史。

（2）皮疹发生部位常在接触刺激物处。

（3）皮疹形态常依接触物的性质不同而有差异，如为致敏物，常见边缘清楚，以红斑、丘疹、水疱为主，也可发生自家过敏；如为刺激物，常以红肿、水疱或大疱、糜烂甚至坏死为主。

（4）有痒和烧灼感，重的有痛感、发热等全身症状。

（5）病程有自限性，某些致敏物所致者可于除去原因后 1～2 周皮疹消退。

（6）致敏原皮肤斑贴试验阳性。对本病的处理原则是停止接触致敏原，立即清水冲洗接触部位，应用安抚消炎止痒外用及内服抗过敏药物。必要时加用类固醇皮质激素及选用抗生素内服。

（二）鉴别诊断

1. 丹毒　皮损颜色鲜红，境界边缘清楚，无接触史，局部触痛明显，伴有畏寒、发热、头痛、恶心等全身症状，末梢血检查见白细胞常增高。

2. 肛门急性湿疹　任何部位急性湿疹一般均循潮红—丘疹（斑丘疹）—水疱（渗出）—糜烂—结痂（鳞屑）—色素新生这一过程，同时伴发瘙痒，临床突出表现为浆液渗出明显，严重者呈点滴状渗出，剧烈的瘙痒使患者难以耐受，由于搔抓而出现抓痕、血痂，合并细菌感染而出现脓疱、脓性渗出、脓性结痂，呈现湿疹特有外观，即多种形态皮疹同时存在，肛门皮肤为一敏感区，急性湿疹瘙痒尤为剧烈，粪便污染更易招致细菌感染，症状表现更重，可扩展及会阴、阴囊、臀部皮肤，影响患者生活及工作，使病程极不稳定，治疗过程延长，而转为慢性经过。

六、治疗

（一）一般疗法

（1）追查病因，避免再接触，清除刺激因子并告知患者，以免今后再接触患病。

（2）避免搔抓、摩擦、热水或肥皂水洗涤及其他附加刺激。摒除辛辣刺激食品，清理胃肠，保持大便通畅，避免精神过度紧张。

（二）药物疗法

以脱敏止痒为主，轻者可口服或注射抗组胺药，如皮损面积大、炎症显著者可选用10％葡萄糖酸钙、10％硫代硫酸钠静脉注射；对重症泛发患者可短期应用类固醇皮质激素，口服泼尼松 20～30 mg/d 或肌注倍他米松/二丙酸倍他米松（得宝松），或静滴氢化可的松或地塞米松等。有感染者可酌情选用抗生素。

（三）外用疗法

基本原则同急性湿疹。根据皮损情况，选择适应的剂型和药物，以消炎、收敛、缓和对症为原则，禁用刺激性或易致敏的药物。急性期红肿炎症显著，渗出糜烂者可用复方硫酸铜液（达里波斯液）或 3％硼酸溶液进行湿敷，轻者可选用类固醇皮质激素乳剂或收敛、消炎的油膏外用。如已形成慢性炎症，可酌用低浓度角质形成剂，如 3％黑豆馏油或糠馏油糊剂、类固醇皮质激素等配为油膏或乳剂外用。

（四）预防

（1）对日常生活中容易发生致敏的物质，接触时应保持警惕性，尤其是过敏体质者，尽量远离，若接触后发生反应，应立即隔离，避免继续接触；对已患过接触性皮炎的患者，则应尽量寻找致敏原因，加以去除，不要再接触；若已发病则应立即进行适当处理，避免搔抓、洗涤或乱用药物等附加刺激使病情恶化。

（2）饮食疗法，忌食辛辣及油炸食物，特别是发病期，平时要吃的清淡，忌吃易引起过敏的食物，如酒、海鲜等，多吃新鲜蔬菜或水果。

（3）精神要愉快，生活要有规律，不要过度劳累。

（4）适当锻炼，选择适合自己的一些活动，如爬山、散步、跳舞等。

（5）根据自己的身体状况，选择适合自己的保健食品服用，提高免疫功能，改善体质，不生病或少生病，提高生活质量。

第三节　化妆品导致的皮肤不良反应

一、概述

化妆品皮肤不良反应是指使用化妆品引起的皮肤、黏膜、附属器病变。随着化妆品的广泛使用，化妆品皮肤不良反应发生率日益增高，发病类型增多，临床特征多样。

二、病因及发病机制

（一）病因

（1）化妆品成分中的刺激和致敏物质（如香料、防腐剂、乳化剂、抗氧化剂、防晒剂、植物添加剂等）。

（2）局部皮肤屏障功能破坏。

（3）非法添加违禁成分或限用成分浓度超标。

（4）其他原因，如患者为自身敏感体质或患其他导致皮肤敏感的皮肤病。

（二）发病机制

（1）刺激反应：由化妆品直接接触皮肤黏膜引起的损伤，是一种细胞毒反应。

（2）变态反应：系化妆品成分在接触部位启动的由细胞介导的超敏反应。

（3）光敏反应：可分为光变态反应和光毒反应，以光变态反应为主，一般属于迟发型超敏反应，也有 IgE 介导的 I 型速发型超敏反应。

（4）致痤疮样效应。

（5）致色素异常机制。

三、临床表现及分型

（一）接触性皮炎

刺激性接触性皮炎为化妆品直接刺激造成的可见皮肤损害。其特点是皮疹局限于使用化妆品的部位，主要表现为水肿性红斑、细屑，也可发生水疱、渗液，有疼痛或烧灼感，也可有瘙痒。变应性接触性皮炎，需一定致敏期才发生反应。

（二）光感性皮炎

由化妆品中某些成分与光线共同作用引起的光毒性或光变应性皮炎。皮损主要发生于使用化妆品后的光照部位，可出现红斑、丘疹、水疱，慢性皮损可呈浸润、增厚、苔藓化等。

（三）皮肤色素异常

接触化妆品的局部及邻近部位发生的慢性色素异常改变，或在化妆品接触性皮炎、光感性皮炎消退后局部遗留皮肤色素沉着、色素减退或色素脱失。

（四）唇炎

唇部使用化妆品或文唇后发生在唇红部位的接触性皮炎，表现为干燥、裂隙、鳞屑、肿胀，可有瘙痒感，严重可致水疱、糜烂、渗出、结痂，部分慢性患者可出现色素改变、肥厚。

（五）痤疮

连续使用油分过高或含维 A 酸的化妆品后，在接触部位发生的痤疮样毛囊皮脂腺炎症。发病前有明确的化妆品使用史，皮损局限于接触化妆品的部位，表现为黑头粉刺、炎性丘疹、脓疱等。

此外，化妆品皮肤不良反应还包括接触性荨麻疹、毛发损害、甲损害等。

四、诊断及鉴别诊断

（一）诊断

各种化妆品皮肤不良反应均有化妆品使用史，停止使用可疑化妆品后症状消失或缓解，再次使用同类化妆品后症状可复发或加重，结合典型临床表现，可明确诊断。辅助诊断方法包括反复开放性涂抹试验、封闭性斑贴试验、皮肤光斑贴试验等。

（二）鉴别诊断

化妆品接触性皮炎应与湿疹、脂溢性皮炎、激素依赖性皮炎、光线性皮炎、多形性日光疹等疾病相鉴别。化妆品光感性皮炎需与光敏性药疹、食物日光性皮炎、慢性光化性皮炎等疾病相鉴别。

五、治疗

停用引起病变或可疑引起病变的化妆品，根据不良反应的类型对症治疗。

（一）化妆品接触性皮炎

可按接触性皮炎的治疗原则进行。以对症治疗为主，急性期皮肤轻度红肿，有丘疹、水疱时，可用生理氯化钠溶液冷湿敷、冷敷贴等。慢性期可选用温和的皮肤屏障修复制剂。

（二）化妆品光感性皮炎

应尽量避免阳光和紫外线暴露，按照光毒性皮炎或光变应性皮炎的治疗原则对症治疗，局部治疗与化妆品接触性皮炎相似。

化妆品引起的皮肤不良反应已经逐渐成为皮肤科常见疾病之一。化妆品皮肤不良反应重在预防，使用者应根据自身皮肤条件和体质正确选用合格化妆品，对于已经出现不良反应的患者，避免再接触相同或类似变应原成分；企业可通过配方改良进一步提高产品安全性；国家发布的系列法规可以保障化妆品的质量，而化妆品不良反应监测体系则能及时反馈市场信息，维护消费者的安全。

第四节　激素依赖性皮肤

一、概述

类固醇皮质激素依赖性皮炎（简称激素依赖性皮炎）是因长期反复不当地外用激素引起的皮炎。

二、病因

（一）美容化妆品滥用

随着美容业的迅速发展和竞争日益激烈，有的美容机构为了拉住消费者，将激素掺进嫩肤、美白的化妆品中蒙骗消费者，使不少渴求美容护肤的消费者，在长期应用所谓"特效嫩肤，美白的化妆品"后产生依赖，而导致激素依赖性皮炎。

（二）药物品种选择不当

类固醇皮质激素强效制剂，最容易引起皮肤萎缩等副作用，但由于使用者的随意性，这类药物被滥用了，有实验表明，在皮康王霜、皮炎平霜、氟轻松霜、祛斑霜、倍氯美松霜、复方康纳乐霜、肤乐霜这 7 类药物中，以每月人均用量计算，皮康王霜人均用量最少，但引起副作用的比例高达 60.4%，原因之一是该药含有最强效制剂氯倍他索，且这一特点不为使用者了解。

（三）适应证选择错误

类固醇皮质激素具有抑制免疫反应的抗过敏作用，外用后能减轻充血和水肿，使瘙痒的程度和某些皮肤损害的炎性反应暂时得以缓解和消退，人们往往被这一假象所蒙骗，加之广告宣传的误导，很多人又对激素应用范围和不良反应缺乏了解而长期滥用，导致不良后果，有少数人还用这类药品代替护肤霜搽抹面部，在正常的面部长期使用，初用时感觉良好，时间一长便会产生依赖性皮炎；有的还把类固醇皮质激素的"抗炎"作用误解为抗生素的消炎抗菌作用而长期反复不当地滥用，如常见皮肤病痤疮（青春粉刺）、脂溢性皮炎、股癣、脓疱疮等细菌、真菌感染性皮肤病、湿疹、皮炎等过敏性皮肤病，特别是发生在面部、阴部的皮肤病长期大面积使用较强的激素制剂，因这些部位对皮肤类固醇皮质激素较易吸收，副作用也相对容易发生，很容易引起皮肤萎缩、变薄、毛细血管扩张、色素斑、皮肤发皱老化，特别是婴幼儿，皮肤娇嫩，更不宜长期大面积使用，如经皮肤吸收后，还会引起肾上腺皮质功能减退，导致严重不良后果。

（四）用药时间过长

短期外用类固醇皮质后即可引起表皮萎缩并可抑制真皮胶原的合成，长期大面积外用后可引起系统副作用，有实验表明，长期用药导致皮肤屏障功能减弱，对药物的吸收量增大，形成恶性循环，最终使病情恶化，如一男性脂溢性皮炎患者，轮换应用多种类固醇皮质激素外搽，连续 14 年，除面部多样性皮损及库欣综合征表现外，还发生了药源性糖尿病；有一女性黄褐斑患者连续 3 年每日用皮康王外搽，不但面部皮肤出现副作用，且发生了药源性库欣综合征，可见，即使小面积外搽类固醇皮质激素，若时间过长，同样可导致系统性副作用。

三、临床表现

同一部位外用高效类固醇皮质激素 3 周以上，皮肤出现红斑、丘疹、干燥脱屑、萎缩、萎缩纹、毛细血管扩张、紫癜、痤疮、色素沉着异常、酒渣鼻样皮炎、口周皮炎、光过敏、多毛、鱼鳞病样变化等继发症状等。应用上述激素药物后，原发病病情虽可得到迅速改善，一旦停药，1～2 d 内，用药部位皮肤发生显著红斑、丘疹、皲裂、脱屑、小脓疱、瘙痒和触痛等症状，当再用该药，上述症状和体征会很快缓解，如再停用，皮炎症状又迅速再次发作，而且逐渐加重，对激素的依赖性较为明显，尤其以面部、外阴部多见。

局部有明显自觉瘙痒或灼热感。

四、诊断及鉴别诊断

依据长期外用激素或含有激素的化妆品的病史和特有的皮损可以诊断，但需与面部真菌感染、痤疮、酒渣鼻、脂溢性皮炎、冻疮样狼疮、面部播散性粟粒狼疮鉴别。

五、治疗

因目前西医西药对激素依赖性皮炎尚无理想疗法，主要是采取逐渐递减激素药物的用量，再配合抗菌消炎、抗过敏药物治疗，直到全部撤除激素药物，治疗过程需要1~2年的时间。多数患者较难接受。由于人体一旦对激素产生了依赖性，停药后原发病变反跳加重与继发的赤红、触痛、瘙痒、脱皮、干燥、裂口、脱屑等副作用，可使患者产生较大的痛苦，而目前西医又普遍认为激素依赖性皮炎的治疗较为棘手，其治疗方案是以抗生素、维生素及脱敏药物治疗的同时，继续使用激素药物治疗，逐渐减量至撤除停用。皮损恢复正常需用1年以上的时间，多数患者对此均有较大的精神压力。对此，医生与患者家属应做好患者的思想工作，对激素的作用及副作用要有充分的认识，增强其战胜疾病的信心。并在正确选择治疗药物和逐渐减量直至撤除停用皮质激素的情况下，选用对抗以上副作用和不良反应的中医药治疗。

激素性皮炎的治疗也是因人而异的，要根据患者的激素伤害程度、时间而定。所以在用药上一定要慎重，可采用中药及植物类药品或护肤品修复，最好在医生指导下用药。

第五节 换肤综合征

一、换肤综合征概述

采用物理或化学方法使表皮角质层强行剥脱，以促进新的细胞更替，使皮肤光滑细腻并富有光泽，治疗后皮肤看起来焕然一新，这类美容技术被称为"换肤术"。但是过度的换肤术、术后护理不当会导致皮肤敏感、瘙痒、色素沉着、色素减退、皮脂腺分泌增加或减退、痤疮、闭合性粉刺、丘疹、毛细血管扩张、皮肤老化、瘢痕等后遗症等，被称为美容后遗症。

二、病因

（一）过度剥脱表皮

皮肤的表皮更新是有周期的，频繁地去死皮、美白、换肤，皮肤被过度剥脱，表皮更新功能不够用，皮肤屏障受损，对外界各种因素如灰尘、日光、微生物等抗原的抵御能力减小，产生红斑、毛细血管扩张，甚至炎症反应及色素沉着等。

（二）使用不合格美容产品

一些不合格的美容产品中除了掺入大剂量的剥脱剂外，还掺有糖皮质激素、铅、汞等成分，具有暂时性美白效果，一段时间后，皮肤屏障受损，出现色沉、老化等表现，对皮肤造成极大伤害。

（三）不正确的美容操作

目前的美容业人员水平参差不齐，对皮肤的基本结构、皮肤类型、皮肤疾病没有足够的认识，对各种皮肤病缺乏诊治技能，换肤术操作不正规。

（四）换肤术后处理不当

换肤术后不注意修复受损皮肤屏障及防晒的话，皮肤抵御外界刺激的能力下降，在外界环境的影响下，易出现红斑、毛细血管扩张等症状。

三、临床表现

常见的换肤综合征主要表现类型分为以下几种。

（一）敏感

表现为皮肤对外界环境的抵抗力下降，轻微的日晒、风吹、遇热、接触花粉后皮肤会出现红斑、丘疹、瘙痒等。

（二）激素依赖样皮炎

表现为痤疮样皮炎、面部皮炎、皮肤老化、色素沉着、毳毛增生、严重瘙痒。

（三）色素异常

表现为色素沉着或色素减退，或是祛斑类产品的反复使用，颜面部皮肤出现全脸大面积色斑，称为反弹斑。或是色素减退，出现白癜风症状。

（四）接触性皮炎

表现为红斑、丘疹、瘙痒、结痂，一般发生在接触部位，也可扩展至周围皮肤，接触物的性质、浓度、频率、时间长短均对皮损的严重程度有影响。

（五）毛细血管扩张

表现为面部微血管扩张、充血、发热。主要是长期使用激素或者有机酸刺激血管，导致局部血管弹性下降。

（六）皮脂腺分泌异常

表现为皮脂腺分泌增加或者减少，出现皮肤过油或者极度干燥。主要是长期使用有机酸或者激素，影响皮脂腺正常分泌功能。

四、诊断与鉴别诊断

起病前有明确的功效型的化妆品接触史；有明确的长期外用糖皮质激素史；有不正规的美容换肤史等导致皮肤变薄、易敏感、红肿、充血、瘙痒、毛细血管扩张、反弹斑、易感染、色素增加或减退、皮脂腺分泌增加或减退等可诊断。

接触性皮炎：有明确的接触史，瘙痒明显，治疗后皮损易消退，而美容后遗症肌肤虽有接触性皮炎样的皮损表现，但瘙痒不明显，以毛细血管扩张、红肿为主要临床表现。

过敏：由花粉、食物、药物等过敏原或免疫缺陷等自身因素导致，发生快，几秒至几十分钟出现症状，消退亦快，为可逆反应，并由结合肥大细胞和嗜碱性粒细胞上的 IgE 抗体所介导，有明显个体差异和遗传背景。

五、治疗

（一）一般治疗

立即停用导致皮肤损害的可疑化妆品及停止频繁剥脱表皮，针对不同的表现，及时就医或辅以相应的医学护肤品等，缓解皮肤敏感状态。

（二）药物治疗

1. 敏感瘙痒皮肤　口服抗组胺药，如盐酸赛庚定片，2 mg/次，2～3 次/d；氯雷他定，10 mg/次，1 次/d；特非那定片，60 mg/次，1～2 次/d；西替利嗪，10 mg/次，1 次/d 等，可减轻炎症反应及瘙痒症状。如光敏试验阳性的患者，可同时口服羟氯喹等抗光敏药物，皮疹较重时，可外用不含氟糖皮质激素（注意使用方法，不可过量，不可长期使用）或他克莫司乳膏。中成药：祛风止痒，养血润燥，湿毒清胶囊：3～4 次/d，每次 4 粒。钙剂：葡萄糖酸钙片，15～20 g/次，3 次/d。

2. 痤疮样皮炎　口服四环素，可采用 4、3、2、1 的疗法，即 0.25 g/次，4 次/d，连服 20 d；改为 0.25 g/次，3 次/d，连服 20 d；再改为 0.25 g/次，2 次/d；20 d 后改为 0.25 g/次，1 次/d。辅以丹参、维生素 B_6 等。可外用阿帕达林凝胶或过氧苯甲酰凝胶等药物。

3. 色素沉着或减退　应在改善皮肤敏感状态后再治疗色素沉着或色素减退，色素沉着可静滴还原型谷胱甘肽，1.2 g/次，每周 2 次；维生素 C 针，3 g/次，每周 2 次；口服维生素 E 胶丸，0.1 g/d；用谷胱甘肽针等。色素减退外用他克莫司乳膏或其他增加黑色素生成的药物。

（三）美容护理方法

使用医学类或修复类护肤品：选用安全性高、具有抗敏保湿功效的医学类或修复类的护肤品，急性期以收敛、减少渗出、控制炎症为主，亚急性、慢性期以修复皮肤屏障功能、控制炎症为主。同时，美容后遗症皮肤又分为干性肌肤和油性肌肤，需要根据不同的皮肤类型分别进行护理。

1. 清洁　急性期时，避免使用含皂基清洁剂，可用清水洁肤，亚急性或者慢性期时，可选用具有保湿、抗敏作用的不含皂基的医学类或修复类的护肤品。

2. 湿敷　面部症状重，可先用湿敷贴膜进行湿敷，以镇静、舒缓皮肤。

3. 抗敏保湿　干性肌肤应选用防敏保湿乳或保湿霜，2～3 次/d，缓解皮肤敏感的同时，为皮肤提供应有的水分和脂质。

4. 控油保湿 油性肌肤应选用控油保湿乳或保湿凝露，2～3 次/d，控制油脂过度分泌的同时又为皮肤提供必要的水分，修复受损皮肤屏障。

5. 修复 使用含有细胞生长因子的产品，如 EGF、AFGF、BFGF、KGF、牵连蛋白因子等多重修复皮肤的结构。

6. 防晒 阳光中紫外线较强，可加重美容后遗症肌肤的皮损，应当涂抹防晒剂，以保护皮肤免受紫外线的损伤。

（四）热喷治疗

选择具有镇静舒缓，抗敏止痒的中草药包热喷，加快皮肤炎症介质的代谢，消炎杀菌（建议使用抗炎类中药）。

（五）冷喷治疗

面部潮红者且皮温高时可用冷喷镇静皮肤。

（六）其他

在皮肤修复过程中，由于皮肤受损较严重，在最初的 1～3 个月会很不稳定，可能会出现波浪式的反弹现象，属于正常现象，应积极配合口服药物治疗，以及时控制症状，经过一段时间的修复反弹现象会减少，皮肤会逐渐进入稳定状态，此时，是修复最快和最佳的时期，切不可减少修复类产品的用量，坚持到皮肤完全修复（完全修复标准：当停用所有修复产品后 6 个月内，未出现任何上述后遗症症状，若出现，则认为未完全修复）。

六、预防

美容后遗症皮肤重在预防。应当加强对消费者的宣传教育，了解化妆品的基本科普知识，对不科学的皮肤美容有辨别能力，接受科学、规范的皮肤美容，以保证其有效性、安全性。同时由于本病容易反复，常引起患者烦躁、焦虑、情绪不稳定，因此，应对患者做健康教育，认识发病原因，了解治疗周期长，取得患者配合，并树立患者信心，积极配合治疗。

第六节 荨 麻 疹

一、概述

荨麻疹俗称风疹块，是由于皮肤、黏膜小血管扩张及渗透性增加而出现的一种局限性水肿反应，临床表现为大小不等的风疹块损害（风团），骤然发生，迅速消退，瘙痒剧烈，愈后不留任何痕迹。荨麻疹的诱因很多，患者在预后应尽量避免接触诱发因素。

二、病因及发病机制

（一）病因

1. 食物 首先鱼、虾、蛋类、奶类最常见，其次是肉类和某些植物性食品，如草莓、可可、番茄；另外腐败性食品分解为多肽类，碱性多肽是组胺释放物，蛋白食品在未彻底消化之前，以肽或多肽形式被吸收，可引起荨麻疹，这在儿童较多见，也可能是儿童的消化道黏膜通透性与成人不同所致，另外加入食物中的色素、调味剂、防腐剂，食物中的天然或合成物质也能引起荨麻疹。

2. 药物　可分为两类，一类为可形成抗原的药物，如青霉素、血清、疫苗、磺胺、呋喃唑酮等；另一类为组胺释放剂，如阿司匹林、吗啡、可待因、哌替啶、多黏菌素、维生素 B、奎宁、肼苯达嗪等。

3. 感染　各种感染因素均可引起本病，最常见的是引起上呼吸道感染的病毒和金黄色葡萄球菌，其次是肝炎，如传染性单核细胞增多症和柯萨奇病毒等；寄生虫感染，如蛔虫、钩虫、血吸虫、丝虫、阿米巴和疟原虫等；细菌感染，如急性扁桃体炎、齿槽脓肿、鼻窦炎、脓疱疮、败血症等。

4. 吸入物　花粉、灰尘、动物皮屑、烟雾、羽毛、真菌孢子，挥发性化学品（如甲醛、丙烯醛、除虫菊、化妆品等）和其他经空气传播的过敏原等。

5. 物理因素　如冷、热、日光、摩擦及压力等物理和机械性刺激。

6. 内脏和全身性疾病　如风湿热、类风湿性关节炎、系统性红斑狼疮、恶性肿瘤、甲亢、高脂血症、内分泌改变（月经、妊娠、绝经），传染性单核细胞增多症及慢性疾病（如胆囊炎、肾炎、糖尿病等）。

7. 动物及植物因素　如昆虫叮咬、毒毛刺入（如毛虫、甲虫及飞蛾的毛鳞刺入皮肤）及接触荨麻、羊毛等。

8. 精神因素　精神紧张或兴奋，运动后引起乙酰胆碱释放。

9. 遗传因素　某些荨麻疹与遗传有关，如家族性冷性荨麻疹、遗传性家族性荨麻疹综合征等。

（二）发病机制

有变态反应性和非变态反应性两种。

1. 变态反应性　多数属Ⅰ型变态反应，少数为Ⅱ、Ⅲ型变态反应，Ⅰ型变态反应由 IgE 介导，又称 IgE 依赖型反应，其机制为上述变态反应原使体内产生 IgE 类抗体，吸附于血管周围肥大细胞和血循中嗜碱性粒细胞，当抗原再次侵入并与肥大细胞表面 IgE 的高亲和性受体结合发生抗原抗体反应，引起肥大细胞膜结构的稳定性改变，以及内部一系列生化改变，如酶激活、促使脱颗粒和一系列化学介质的释放而形成风团。输血反应引起的荨麻疹为Ⅱ型变态反应，多见于选择性 IgA 缺乏患者，当这些患者接受输血后，产生抗 IgA 抗体，再输入血液后即形成免疫复合物，激活补体系统并产生过敏性休克毒素及各种炎症介质，引起荨麻疹、红细胞破碎及过敏性休克等。Ⅲ型变态反应荨麻疹即荨麻疹性血管炎，由免疫复合物引起，最常见的变应原是血清制剂和药物，如呋喃唑酮、青霉素，较少见的是微生物抗原，如链球菌、结核杆菌、肝炎病毒等，由于抗原和抗体量的比例不同，往往抗原偏多，使形成的抗原抗体复合物沉积于血管壁，激活补体，使肥大细胞及中性粒细胞释放组胺等炎症介质，引起血管通透性增加及水肿而产生荨麻疹，同时中性粒细胞释放出溶酶体酶亦起着重要作用。引起本病的化学介质主要是组胺，其次是激肽。组胺能引起血管通透性增加、毛细血管扩张、平滑肌收缩和腺体分泌增加等，导致皮肤、黏膜、消化道和呼吸道等出现一系列症状，激肽特别是缓激肽也有一定的致病作用。缓激肽是一种肽类血管活性物质，也有使血管扩张和通透性增加，增加平滑肌收缩的作用。约1/3慢性荨麻疹患者对激肽酶和缓激肽呈异常反应，其特征是一种迟发性风团反应，有些慢性风团的发生和前列腺素 E、前列腺素 D_2 有关，前列腺素 E 有较强和持久的扩血管作用，可引起风团，前列腺素 D_2 是激活肥大细胞的一种原始介质，当注射前列腺素 D_2 时，会产生风团和红斑及血管周围中性粒细胞浸润，花生四烯酸代谢产物可能也是荨麻疹反应的介质，如白三烯含有慢反应物质活性，注射后可发生风团，有些荨麻疹的发生与伴有过多的纤维蛋白沉积或纤维蛋白溶解所导致的不平衡有关，增多的纤维蛋白降解产物有血管活性作用，从而导致毛细血管通透性改变，发生风团。

2. 非变态反应性

（1）一些物质属组胺释放剂，进入体内后刺激肥大细胞释放组胺等或使补体 C_3 及 C_5 分解，产生 C_{3a} 及 C_{5a} 等过敏毒素使组胺释放而引起症状，如某些药物，包括阿司匹林、阿托品、吗啡、可待因、丁卡因、奎宁、多黏菌素 B、肼苯达嗪、毛果芸香碱、罂粟碱等或某些简单化合物如胺、脒的衍生物、阿拉伯胶等能降低肥大细胞和嗜碱性粒细胞中的 cAMP 而引起组胺释放。

（2）物理、机械及精神因素：如受冷、受压、饮酒、发热、运动及情绪激动等可直接作用于小血管和通过内源性激素的改变而作用于肥大细胞释放组胺。

（3）毒素：蛇毒、细菌毒素、昆虫毒素、海蜇毒素等。

（4）某些食物：如水生贝壳类动物、龙虾、草莓、蘑菇等亦可活化补体而引起组胺释放。

三、临床表现

根据病程分为急性和慢性，前者经数天或数周可治愈，后者则反复发作持续数月。

（一）急性荨麻疹

在所有荨麻疹中约占 1/3。

（1）起病较急，皮损常突然发生，为限局性红色大小不等的风团，境界清楚，形态不一，可为圆形、类圆形或不规则形，开始孤立散在，逐渐可随搔抓而增多增大，互相融合成不完整形、地图形或环状，如微血管内血清渗出急剧，压迫管壁，风团可呈苍白色，周围有红晕，皮肤凹凸不平，呈橘皮样。

（2）皮损大多持续半小时至数小时自然消退，消退后不留痕迹，但新的风团陆续发生，此起彼伏，1 d 内可反复多次发作。

（3）自觉剧烈瘙痒、灼热感。

（4）部位不定，可泛发全身或局限于某部，有时黏膜亦可受累，如累及胃肠，引起黏膜水肿，出现恶心、呕吐、腹痛、腹泻等症状，喉头黏膜受侵时则有胸闷、气喘、呼吸困难，严重者可引起喉头水肿发生窒息而危及生命，如伴有高热、寒战、脉速等全身症状，应特别警惕有无严重感染如败血症的可能。

（5）皮肤划痕症可呈阳性。

（6）血常规检查有嗜酸性粒细胞增高，若有严重金黄色葡萄球菌感染时，白细胞总数增高或细胞计数正常而中性粒细胞百分比增多，或同时有中性颗粒。

（二）慢性荨麻疹

发病约占荨麻疹的 2/3，风团反复发生，时多时少，常经年累月不愈，可达 2 个月以上，在经过中时轻时重，如晨起或临睡前加重，有的无一定规律，全身症状一般较轻，大多数患者找不到病因。

（三）其他

此外，临床上尚有一些特殊类型的荨麻疹。

1. 人工性荨麻疹　人工性荨麻疹又称皮肤划痕症。患者皮肤对外界机械性刺激非常敏感，皮肤通常无风团，若用指甲或钝器划皮肤时，即发生与划痕相一致的条状隆起，不久消退，伴有瘙痒。可发于任何年龄，无明显发病原因，体内感染病灶、糖尿病、甲状腺功能障碍、绝经期等与发病有关，也可由药物引起如青霉素，也有认为与皮肤肥大细胞存在某种异常功能有关。病程不定，可持续数月或长期存在。有极少数皮肤划痕症消退0.5～6 h 后，风团反应又在原位出现，并可持续至 48 h，此称延迟性皮肤划痕症。

2. 蛋白胨性荨麻疹（急性蛋白过敏性荨麻疹）　由食物蛋白分解的蛋白胨引起，在正常情况下，蛋白胨容易消化而不被吸收入血，但在暴饮暴食并有精神激动或同时饮酒时，蛋白胨可以通过肠黏膜吸收入血而致病，皮肤充血发红、风团、头痛、乏力，一般病程较短，可在 1～4 h 消退，有时持续几小时或 1～2 d，属抗原抗体反应。

3. 寒冷性荨麻疹　有获得性和家族性两种。

（1）家族性寒冷性荨麻疹：为常染色体显性遗传，少见，系生后不久开始发病，可持续终生，发病机制及介质均不清楚，女性多见，症状可随年龄增长而减轻，一般暴露于冷空气或冷水中 0.5～4 h 后发病，呈不超过 2 cm 直径的红色斑丘疹，非真性风团，不痒有灼烧感，常伴有寒战，发热，头痛和关节痛及白细胞增高等全身症状，冰块试验阳性，即用冰块置于患者前臂皮肤上，2 min 后可在该部位出现典型的风团，被动转移试验阴性。

（2）获得性寒冷性荨麻疹：可能为自体免疫性变态反应，对冷过敏，大多属特发性，约 1/3 有遗传过敏史，常从儿童开始发病，在气温骤降、接触冷风、冷水或冷物后，于暴露或接触部位出现风团或斑状水肿，可持续 0.5～4 h 消失，重者可有手麻、唇麻、胸闷、心悸、腹痛、腹泻、晕厥甚至休克等。若游泳时发生，可致寒冷性休克甚至溺水致死，统计约有 25％的患者在进冷饮食时可出现口腔和喉头肿胀，严重者窒息死亡。抗体为 IgE，认为寒冷可使体内某种正常代谢产物变为抗原，从而引起抗体产生，亦可能因寒冷因素改变了皮肤蛋白的立体结构而成为抗体不能识别其自身组织蛋白的抗原性物质。风团的形成是因皮肤受冷后 IgM 大分子球蛋白聚集，主要介质是组胺和激肽，发病机制属 IgE 介导的速发型变态反应，冰块试验为阳性，亦可用冰水浸手法测验，可把手臂浸入 5～10℃的冷水中 5 min，若引起风团及红斑者为阳性，被动转移试验阳性，在极少数情况下寒冷性荨麻疹可发生于球蛋白血症（骨髓瘤、巨球蛋白血症、白血病、肝病、系统性红斑狼疮）、阵发性冷性血红蛋白尿症（梅毒性）、冷纤维蛋白原血症、冷溶血症，特别是单核细胞增多症患者等。

4. 胆碱能性荨麻疹 又称小丘疹状荨麻疹或全身性热性荨麻疹，多见于 23～28 岁青年，由于运动、受热、情绪紧张、进食热饮或酒精饮料等使体内深部温度上升，刺激中枢神经，通过胆碱能传入神经刺激汗腺神经结合部，引起乙酰胆碱释放，作用于肥大细胞而发生，或由于胆碱酯酶不足而发生，占荨麻疹的 5%～7%，皮损特点为直径 1～3 mm 小风团，周围有红晕，疏散分布，不相融合，多在上述因素刺激后 2～10 min 发疹，持续 30～50 min，很少超过 3 h，皮疹即全部消退，掌跖很少发生，自觉剧痒，有时每次发病后有 8～24 h 的不应期存在，在这段时间内，即使再遇上述刺激，也不会发疹，约有近 1/3 患者可伴有头痛、口周水肿、流泪、眼胀痛、流涎、恶心、呕吐、腹痛等症状，少数有眩晕、低血压、哮喘发作等现象，病程经数年后渐趋好转，以 1∶5 000 醋甲胆碱（methacholine）作皮试或划痕试验阳性者，可在注射处出现风团，并于周围出现卫星状小风团（正常人少见），但轻症患者或同一患者重复试验，结果常不一致。

5. 日光性荨麻疹 皮肤暴露于日光或人工光源数秒至数分钟后，局部出现瘙痒、红斑、风团，偶尔有血管性水肿，严重者发生皮疹的同时可有畏寒、乏力、晕厥、痉挛性腹痛、支气管痉挛等，常常为特发性的，有时可伴发于系统性红斑狼疮、红细胞生成性原卟啉症等，根据其可能的发病机制及对不同波长的光反应情况，可分为两大类 6 个亚型，第一大类一般认为发病与 IgE 变态反应有关，但目前尚未发现有关的致病抗原，该类又分 3 个亚型，即Ⅰ型、Ⅳ型和Ⅵ型，Ⅰ型主要对 280～320 nm 的短波紫外线过敏，照射后局部皮肤可见明显组胺释放，肥大细胞脱颗粒及出现中性、嗜酸性粒细胞趋化因子；Ⅳ型对 400～500 nm 的可见光过敏，目前已肯定此类型属遗传性代谢性疾病，可能是迟发型皮肤卟啉症的一种皮肤表现，其光敏原为原卟啉Ⅸ，但又与其他卟啉症不同，其尿卟啉排泄正常，而红细胞原卟啉、粪原卟啉及粪卟啉增加，此类患者照光后可活化血清中补体系统，产生一系列炎症反应；Ⅵ型由 400～500 nm 光线引起，与Ⅳ型的不同处是由 β 胡萝卜素引起。另一大类亦包括 3 个亚型，Ⅱ型系由 300～400 nm 长波紫外线引起，Ⅲ型为 400～500 nm 的可见光，Ⅴ型为 280～500 nm 的广谱光线，一般认为该类患者与免疫反应无关，大部分找不到原因，但少数患者出现 SLE 早期或后期表现，也可能由药物引起，如布洛芬、磺胺、氯丙嗪等。

6. 压迫性荨麻疹 皮肤受压后 4～8 h，局部皮肤发生红色水肿性斑块，常为深在性水肿，累及真皮及皮下组织，与血管性水肿类似，有烧灼或疼痛感，持续 8～12 h 消退，约半数患者可出现发热、多汗、眩晕、头痛、恶心、疲乏、无力、气急、烦躁等全身症状，尚有少数有精神压抑表现，常见于行走后的足底部和臀部等受压迫的部位，血白细胞计数可轻度增高，发病机制可能与激肽有关，统计此类患者中约 94% 同时伴有慢性荨麻疹，43% 对阿司匹林激发试验呈阳性反应，63% 伴划痕症，但与遗传过敏无关，多数压力性荨麻疹为迟发型，但极少数为立即型，局部受压后 20 min 即出现皮损，明确诊断可做如下检查：用宽带挂在肩部下悬 2～10 kg 砝码，或让患者采取坐位，把宽带悬于大腿中部 10～30 min，去除宽带后立即观察，然后分别在 4 h、6 h、8 h，直至 20 h 连续观察，并可同时在背部划痕，以证实同时存在划痕症，若划痕症阳性，2 h 可重复试验。

7. 血清病性荨麻疹 由于应用异体血清，包括各种抗毒血清、疫苗、丙种球蛋白或白蛋白、输血等一切由人或动物提供的血清及其制品而引起，在注射部位或全身出现红斑、瘙痒及风团等，亦有出现环状红斑、结节性红斑等，此外，约有 2.7% 患者还可出现发热、淋巴结肿大、肌痛、关节痛、紫癜、低补体血症等全身症状，称为血清病，其症状有自限性，逐渐消失，但亦有少数症状严重者偶可发生死亡，有 1%～3% 受血者在输血后发生全身荨麻疹，目前认为是免疫复合物形成所致，引起血管及平滑肌改变，也可间接通过过敏毒素导致肥大细胞释放介质，发现 15%～20% 多次受血者的血中存在有抗 IgA 的 IgG 抗体，可与供血者血中的 IgA 结合形成免疫复合物，激活补体而引起荨麻疹和血管性水肿，但有的无抗体发现，如输入丙种球蛋白后也可发生荨麻疹，原因是输入丙种球蛋白后，使血液中 IgG 浓度增高、互相凝聚、固定补体所致。

8. 接触性荨麻疹　皮肤接触某些变应原后发生风团、红斑，可分为免疫性、非免疫性和机制不明三种。非免疫性接触性荨麻疹系由原发性致荨麻疹物质引起，无须致敏，几乎所有接触者均可发生，其发病机制是接触物质直接刺激肥大细胞释放组胺、慢反应物质、缓激肽等而引起反应，较常见物质为动物或植物如水母、荨麻、毛虫、粉蝶等，多种化学物质亦可引起，据调查，成人中约 88% 的人对 5% 苯甲酸呈阳性反应，85% 的人对 5% 苯丙烯酸呈阳性反应，58% 的人对 25% 山梨酸呈阳性反应，大多于接触上述物质 45 min 以后发生反应，在 2 h 内消退，这些物质除由非免疫性反应引起外，亦可由免疫性反应引起，出疹可局限于接触部位，亦可全身泛发，要确定其接触物质，最常用的方法是做斑贴试验，大多数免疫性接触性荨麻疹患者属 IgE 介导的速发型变态反应，常见接触物质为鱼、虾、蔬菜、动物毛发、皮屑、鸡蛋，药物和化学物质等，其与上述非免疫性的区别在于：一般第一次接触不会产生风团，须经多次接触才发病；有过敏体质者，如哮喘、花粉症、湿疹患者，比较容易发生；一旦发病，除接触部位出现痒、红、荨麻疹外，还会发生鼻炎、结膜炎、哮喘、腹泻、腹痛、恶心、呕吐等全身症状；除手部等接触部位外，吸入及口部接触亦可引起反应；引起反应者多为蛋白质、药物或化学物质等，除在接触后数分钟至 1～2 h 内除出现痒、烧灼感、红斑、风团甚至水疱外，尚可出现流涕、流泪、气喘、腹痛、腹泻、呕吐甚至窒息、休克等全身反应，又称过敏接触性荨麻疹综合征，机制不明者兼有免疫性和非免疫性表现的一种反应，如硫酸铵引起者。

9. 水源性荨麻疹和水源性瘙痒　接触任何温度的水均可引起瘙痒，少数可发生荨麻疹，风团较小，自来水湿敷背部，30 min 内即出现典型皮损，有报道在家族中有类似患者，仅发生瘙痒而无荨麻疹者常为特发性的，也见于老年人皮肤干燥者，亦见于真性红细胞增多症、霍奇金病、脊髓发育不良综合征、嗜酸细胞增多综合征等患者，水源性瘙痒亦可发生于急性发作的血液学疾病患者，实验证明特发性水源性瘙痒和荨麻疹患者的血液中组胺水平升高，在病损组织内有肥大细胞脱颗粒，被动转移试验阴性，浴前 1 h 口服 H_1 受体拮抗剂可减少风团形成。

10. 自身免疫性荨麻疹　在有些慢性特发性荨麻疹患者血清中发现有循环自身抗体，因此而命名，据统计至少在 30% 慢性特发性荨麻疹患者中均查到自身抗体，皮内注射自体固有的血清能发生风团和红斑反应，有抗 IgE 或抗高亲和力 IgE 受体的 IgG 型自身抗体，以上两种自身抗体均释放组胺，能刺激血液中的嗜酸细胞，荨麻疹病情直接和血清中自身抗体 FcεRIa 的多少有密切关系。

11. 肾上腺能性荨麻疹 出现小而痒的风团，周围有白晕，可由情绪激动、摄入咖啡引起，皮内注射去甲肾上腺素能出现风团，本病是交感神经末梢分泌的去甲肾上腺素敏感所致，应与胆碱能性荨麻疹鉴别，临床治疗多用 β 受体阻滞剂及抗组胺剂，避免用肾上腺素。

12. 荨麻疹性血管炎 特征为有荨麻疹和坏死性血管炎的损害，组织学显示白细胞碎裂性血管炎，因部分患者有持久而严重的低补体血症，故命名为低补体血症性血管炎，以后许多学者相继诊断为坏死性小静脉炎性荨麻疹和低补体血症血管炎荨麻疹综合征等，现多认为荨麻疹性血管炎较合适，患者有反复发作的慢性荨麻疹损害，常持续 24 h 以上，少数有喉头水肿，伴有全身不规则发热、关节炎、关节痛、淋巴结肿大、腹痛、血沉加快，个别见肾脏损害，32％患者出现低补体血症，皮损消退后可遗留紫癜、鳞屑和色素沉着，自觉轻度瘙痒和疼痛，发现毛细血管后小静脉内有免疫复合物沉积（Ⅲ型变态反应），可能为其病因。本病又可分为低补体血症型和正常补体血症型两种亚型，前者的系统性损害大于后者，本病用泼尼松、吲哚美辛（消炎痛）、秋水仙碱、氨苯砜等治疗有效。

13. 血管性水肿 血管性水肿又称血管神经性水肿、昆克水肿或巨大荨麻疹，是一种发生在皮下组织疏松部位或黏膜的局限性水肿，分为获得性和遗传性两种，后者较少见，获得性血管性水肿常伴有其他过敏性疾病，其病因和发病机制与荨麻疹相似，急性发作者可由 IgE 介导的Ⅰ型变态反应引起，造影剂和一些药物如非甾体抗炎药（阿司匹林、吲哚美辛），可待因和血管紧张素转换酶抑制剂等也可通过非免疫机制引起，食物如水果和鱼类，吸入物主要是羽毛和动物皮屑，迟缓发作者往往由寒冷和日光引起，除遗传性血管性水肿外，血管性水肿常常伴发荨麻疹，一般人群中有 15％～20％的人均患过荨麻疹、血管性水肿或两者兼有，但慢性荨麻疹或血管性水肿的发病率较低，血管性水肿常发生于 30～40 岁，女性在 40～50 岁发病率最高，约有 50％患者 5 岁以后发病，10％～20％患者 20 岁以后呈间歇性发生。

四、诊断及鉴别诊断

（一）诊断

根据皮肤反复出现来去迅速的风团、剧痒、退后不留痕迹，以及各型荨麻疹的特点等易于诊断，但应与下列疾病相鉴别，必要时行实验室检查（包括胸部 X 线检查、腹部 B 超等）及有关试验（如运动、热水、日光、冰块）、变应原检测等以进一步明确病因。如临床症状诊断有困难或要进一步寻找病因可进行以下实验室检查。

（1）疑为风湿病引起荨麻疹者可检查血沉、抗核抗体等，血清补体测定、皮肤活检对有补体活化参与所致的荨麻疹的诊断有帮助。

（2）对寒冷性荨麻疹应进行梅毒血清试验，测定冷球蛋白、冷纤维蛋白原、冷溶血素和进行冰块试验、抗核抗体等检查。

（3）日光性荨麻疹应检查粪、尿卟啉等，应注意与 SLE 相区别。

（4）疑与感染有关，或体检时肝大或病史存在肝炎史，可行血常规、乙肝抗原抗体、大便虫卵、真菌、病灶部位 X 射线等检查。

（5）如怀疑有甲状腺疾病应做抗微粒体甲状腺抗体相关检查。

（6）如怀疑吸入或食入过敏者，应行变应原检查，如为阳性可做脱敏治疗。

（7）血清病性荨麻疹患者有发热和关节痛，应检查血沉，如血沉正常有重要诊断价值。

（8）荨麻疹性血管炎发作时除有明显的低补体血症，血清 C_1 的亚单位 C_{1a} 明显降低，C_4、C_2 中度至重度降低，血清中出现循环免疫复合物和低分子量 C_{1a} 沉淀素，直接免疫荧光检查可见皮肤血管壁有免疫球蛋白和补体沉积。

（9）自身免疫性慢性荨麻疹可检测自身抗体，采用自身血清皮肤试验：常规抽血放入无菌试管凝结 30 min，离心，取血清 100 μl 给患者行皮内试验，以生理盐水为对照，如 1 h 后局部荨麻疹直径大于 9 mm 即为阳性，其他如组胺释放试验、免疫印迹法及酶联免疫吸附试验等均可选用。

（10）血管性水肿尤其是遗传性血管性水肿应做血清补体检查，应首先做补体第 4 成分测定（C_4），如 C_4 低下则可能有补体第一成分酯酶抑制物（ClINH）缺乏，在发作期 C_4 明显低于正常，在缓解期也低于正常，即使无家族史也可确诊本病，反之，C_4 正常即可否认本病。

（11）慢性荨麻疹组织病理：系单纯局限性水肿，乳头及真皮上层有浆液性渗出，乳头水肿，血管周围有少量淋巴细胞浸润，但浸润亦可致密并混杂有嗜酸性粒细胞。

（二）鉴别诊断

荨麻疹需和丘疹性荨麻疹及多形红斑相鉴别，伴有腹痛腹泻者，应注意与急腹症及胃肠炎等鉴别，伴有高热和中毒症状者，应考虑为严重感染的症状之一，血管性水肿须与实质性水肿如丹毒、蜂窝织炎及眼睑部接触性皮炎、成人硬肿病、面肿型皮肤恶性网状细胞增生症等鉴别，获得性血管性水肿和遗传性血管性水肿可根据以上所述几点鉴别。

1. 与婴儿湿疹鉴别　婴儿湿疹是指发生于婴儿期的具有湿疹特点的皮肤损害，婴儿湿疹可包括婴儿异位性皮炎，但异位性皮炎不能等同或取代婴儿湿疹，婴儿湿疹包括婴儿接触性皮炎、脂溢性和擦烂性婴儿湿疹、婴儿异位性皮炎。

2. 与血管性水肿鉴别　血管性水肿为慢性，复发性，真皮深层及皮下组织的大片局部性水肿，病因及发病机制与荨麻疹相同，只是血浆是从真皮深部或皮下组织的小血管内皮细胞间隙中渗出而进入周围疏松组织内而引起。

3. 与胃肠炎及某些急腹症鉴别　荨麻疹样血管炎荨麻疹持续时间长达 24～72 h，伴有发热、关节痛、血沉增快、低补体血症，病理检查为破碎性血管炎改变，伴有呕吐、腹泻、腹痛等症状时应与胃肠炎及某些急腹症鉴别。

五、治疗

找出病因以消除病因为主，有感染时常须应用抗生素，对某些食物过敏时暂且不吃。

慢性感染灶常是慢性荨麻疹的病因，但有些荨麻疹患者的病因很难确定或找不到病因。

（一）内服药

（1）抗组织胺药物的种类很多，结合病情及临床表现可选用盐酸赛庚啶片、西替利嗪片、氯雷他定片等抗组织胺药物，对人工荨麻疹、胆碱能荨麻疹及寒冷性荨麻疹都有较好的效果。亦可结合中成药使用，祛风止痒，养血润燥，如湿毒清胶囊等。

（2）6-氨基己酸可用于寒冷性荨麻疹和巨大荨麻疹，阿托品或普鲁苯辛及氯丙嗪可用于胆碱能性荨麻疹。

（3）钙剂可用于急性荨麻疹，利舍平、安洛血等药物治疗慢性荨麻疹。

（4）类固醇激素应用于严重的急性荨麻疹及血清性荨麻疹，对压力性荨麻疹及补体激活的荨麻疹可用小剂量。荨麻疹并发过敏性休克更须应用。有人应用每隔 3～4 周注射一次的疗法治疗慢性荨麻疹。

（二）局部用药

炉甘石洗剂或氧化锌洗剂、薄荷搽剂等都可达到暂时的疗效。

六、预防与护理

（一）预防

对于荨麻疹，无论是从预防还是从治疗方面来说，找出致病因素是其关键，急性荨麻疹由于发病急，病程短，常可找到原因，再去除致病因素，治疗后常能很快治愈，而对于慢性荨麻疹来说，由于病因不明，不能针对性地预防及治疗，因而疗效不理想。

尽可能地找出发病诱因并将之除去。如慎防吸入花粉、动物皮屑、羽毛、灰尘、蓖麻粉，避免接触致敏原，禁用或禁食某些导致机体过敏的药物或食物品等。如因冷热刺激而复发者，不应过分回避，相反应该逐步接触，逐渐延长冷热刺激的时间，以求适应。

积极治疗原发疾病，如急性扁桃体炎、胆囊炎、病毒性肝炎、阑尾炎、肠道蛔虫病等，以杜绝病源。

（二）对症护理

（1）注意温度的冷热转换，室内应常通风，保持空气清新，衣被适中。

（2）不要用手搔抓。

（3）不能用热水、花椒水、盐水等不当方法烫洗来止痒。

（4）不能热敷。

（三）一般护理

（1）洗浴时水温不宜过热，不要用力摩擦肌肤，洗浴后避免受风。

（2）油煎、油炸或是辛辣类的食物较易引发体内的热性反应，宜少吃。

（3）多吃碱性食物，如葡萄、绿茶、海带、番茄、芝麻、黄瓜、胡萝卜、香蕉、苹果、橘子、绿豆、薏仁等。

（4）多休息，勿疲劳，适度地运动。

（四）健康教育

1. 注意饮食　荨麻疹的发病与饮食有着一定的联系，某些食物可能是诱发荨麻疹的病因。诱发荨麻疹的食物多为动物性蛋白食物，如鱼虾、海鲜、蛋类、奶类等，有些植物性蛋白食物也可能会诱发此病，另外，一些含有人工色素、酵母菌、防腐剂等人工添加剂食品也可能导致荨麻疹的病发。

2. 注意卫生　人们要做好室内外的清洁工作，尤其是有荨麻疹病史的人，要注意做好室内外的清洁卫生工作，家中尽量要少养宠物，患者应避免吸入花粉、粉尘等。患者应远离风、寒、暑、湿、燥、火、虫、毒之类的环境。避免由喝酒、受热、情绪激动等加重皮肤血管扩张，加重荨麻疹。

3. 注意药物　药物因素也是在荨麻疹预防中需注意的事项之一。因为在临床中有很多的药物都可能会引起荨麻疹，如抗生素类药物、镇痛剂等。人们使用此类药物时应注意自身的变化情况，如有过敏现象应尽早停药，以免造成病情的加重，这也是荨麻疹的日常预防措施之一。

第七节　药　　疹

一、概述

药疹又称药物性皮炎，是药物通过口服、外用和注射等途径进入人体而引起的皮肤黏膜炎症的反应。几乎所有的药物都有可能引起皮炎，但最常见的有碘胺类药、解热镇痛药、安眠药类及青霉素、链霉素等。药物引起的不良反应非常复杂，大致可以分为药物过量、不耐受、特发性、副作用、继发作用和过敏反应等。药疹是过敏反应的最常见类型。

二、病因及发病机制

（一）病因

1. 非抗生素类药物过敏　大多数药物都具有引起药疹的可能性，其中包括中草药物，但以抗原性较强者引起的最多。常见者为抗生素类，磺胺类，氨基比林、安乃近、保太松、水杨酸果等解热止痛类，催眠、抗癫痫类，抗毒素类等血清类药物。根据药物结构分析，凡带有苯环及嘧啶环的药物，具有较强的致敏力。此外，对患有先天过敏性疾病的机体及重要器官患有疾病的患者，发生药疹的危险性比较大。

2. 抗生素过敏　药疹的形态多种多样，同一类型的药疹可由完全不同的药物所引起。本文报道的麻疹样红斑型分别由青霉素类、头孢菌素类、解热镇痛类等近 10 类药物引起。而同一种药物又可引起几种不同形态的皮疹，如本组报告的青霉素类、解热镇痛类、头孢菌素类、磺胺类等均可引起 3 种以上类型的皮疹，也给诊断带来一定的困难，应认真鉴别确定致敏药。

（二）发病机制

1. 非过敏反应性机制 包括有药物的过量、副作用、直接毒性反应、特定性反应（idiosyeracy）、Jarish-Hexheimer 反应、菌群失调（ecologic imbalance）、向生体性效应（bio-trophic effect）、药物之间的相互影响等。

2. 过敏反应性机制 大多数药疹由此机制引起，机理较复杂。大分子药物如血清、疫苗、脏器提取物、蛋白制品如酶类等，本身即为全抗原，有致敏作用，但大多数药物本身或其代谢产物是小分子物质，分子量小于 1 000，为半抗原，当进入机体内与蛋白质、多肽等大分子载体发生不可逆性共价键，形成结合性抗原之后就具有致敏作用。当机体被药物性抗原致敏后，再接触同类抗原时，机体可通过抗体介导的第 I、II、III 型等变态反应，或致敏淋巴细胞 IV 型反应，或两类兼有的反应，导致皮肤或（及）黏膜出现急性炎症性反应而发生药疹。由于药物化学结构的差异性、代谢物的复杂性，因此药物抗原决定簇就变得多而复杂，此外，个体之间对药物的反应形式又存在着差别，同一种药物可在不同患者中引起不同类型的皮肤损害。反之，同一类型的皮肤损害也可由不同的药物所引起。过敏反应性机制引发的药疹常有下述特点：皮疹的发生与药量间无直线关系，并只在少数人中出现；第一次接触药物后有 4～20 d 潜伏期，一般为 7～10 d，以后再接触该药时不再有潜伏期，而在几分钟至 24 h 发病；临床表现与药物的药理特性无关，有时可伴有哮喘、关节炎、淋巴结肿大、外周血嗜酸粒细胞增多，甚至过敏性休克等过敏反应为特点的表现；结构相似的药物间可出现交叉反应。

三、临床表现及分型

（一）麻疹样或猩红热样红斑型药疹

亦称发疹型药疹。较常见，属轻型药疹，可能由第 IV 型变态反应所引起。

1. 引发药物 多为解热止痛药、巴比妥、青霉素、链霉素、磺胺等。

2. 临床表现 突然发疹，常同时伴有轻或中度发热，中或重度瘙痒。麻疹样红斑型药疹皮肤损害与麻疹酷似，为散在或密集的红色帽针头样后疹，以躯干为多，可泛发全身。猩红热样型药疹的损害与猩红热相似。初起为细小红斑，从面、颈、上肢、躯干顺序向下发展，于 2～3 d 可遍布全身并相互融合。面部四肢可出现肿胀，以皱褶处及四肢屈侧为明显。

3. 鉴别诊断 应与麻疹、猩红热相鉴别。可依据药疹的发热与发疹间无传染病性规律，无扁桃体化脓性炎症、杨梅舌、卡他症状及全身严重性中毒症状几点而与之鉴别。

（二）固定性红斑型药疹

或称固定性药疹，属轻型药疹，较常见。

1. 引发药物 常为磺胺类、解热止痛类、催眠镇静类、四环素、酚酞等。

2. 临床表现 起病急，皮损为孤立性或数个境界清楚的圆形或椭圆形水肿性红斑，一般不对称，1～4 cm 直径大小，重者红斑上可出现大疱。有痒感而一般无全身性症状。皮损可发生在皮肤任何部位。位于唇、口周、龟头、肛门等皮肤黏膜交界部位者，常易出现糜烂或继发感染而引起疼痛，此时，患者常来急诊。皮损历 1 周不退，留有灰黑色色素沉着斑，经久不退。再服该药时，于数分钟或数小时内在原处发痒，继而出现同样损害并向周围扩大，表现为中央色素加深而边缘潮红的损害。复发时，其他部位可出现新皮损。

（三）荨麻疹型药疹

较常见。多由第 I 型及第 III 型，偶由第 II 型变态反应所引起。

1. 引发药物 多为青霉素、血清制品、呋喃唑酮、水杨酸盐、磺胺、普鲁卡因等。

2. 临床表现 与急性荨麻疹相似。也可有高热、关节痛、淋巴结肿大、血管性水肿、蛋白尿等血清病样综合征样表现，并可累及内脏，甚至发生过敏性休克。

（四）Stevens-Johson 综合征型药疹

多由 III 型变态反应引起，属重型药疹。

1. 引发药物 常为磺胺类特别是长效磺胺、巴比妥、保太松等解热镇痛药、苯妥英钠等。

2. 临床表现 发病急，伴高热等全身中毒性症状。皮损分布广泛，以水疱、大疱、糜烂与结痂为主。常位于口腔周围，并严重地侵及黏膜。可出现肝、肾功能障碍并伴发肺炎等并发症，病死率为 5%～10%。

（五）紫癜型药疹

由 II 或 III 型变态反应引起。

1. 引发药物 多为磺胺类、保泰松、吲哚美辛、苯妥英钠、巴比妥等。

2. 临床表现 轻者双小腿出现瘀点或瘀斑，散在或密集，重者四肢、躯干均可累及，甚至伴有黏膜出血、贫血等。III 型反应引起者为血管炎的表现，皮损形态可自风团、丘疹、结节、水疱至坏死溃疡等，但均有可触及紫癜性损害（palpable purpura）出现。重者可有肾、消化道、神经系统受累，并伴有发热、关节痛等全身症状。

（六）中毒性坏死性表皮松解型药疹（TEN）

为最重型药疹，一般在急诊中先见到。

1. 引发药物 磺胺类、水杨酸盐、保泰松、氨基比林等解热镇痛药、酚酞、青霉素、四环素、巴比妥、苯妥英钠等。

2. 临床表现 起病急，伴有高热、烦躁、嗜睡、抽搐、昏迷等明显全身中毒症状。皮肤表现为表皮全层坏死及表皮下大疱形成。开始时为大片鲜红斑片，继而紫褐色，1～2 d 斑上出现大疱并扩展，融合成几十厘米大小，呈现出多数平行性条状皱纹。大疱极易擦破而出现大片糜烂，类似 II 度烫伤。

（七）Nilolsky 征

口、眼、鼻、上呼吸道、阴部、食管处黏膜广泛受累。黏膜脱落后出现大片糜烂面。疼痛极著。体温常持续在 40℃上下，历 2～3 周不退。心、肾、肝、脑亦常受累。预后严重，病死率为 25%～50%。多因继发感染、肝肾功能障碍、水电解质紊乱而死亡。

鉴别诊断：需与中毒性休克综合征相鉴别。后者发生在月经来潮期妇女，皮肤虽出现广泛性红斑及脱屑，但无大疱出现，亦无疼痛而可鉴别。此外尚须与葡萄球菌性皮肤烫伤样综合征相鉴别（staphylococcal scalded skin syndrome，SSSS），该病全身性中毒反应亦明显，出现全身性红斑及大疱性损害，但其病变较浅，表皮松解所形成的裂隙在角层下面的颗粒层和棘细胞层上部，而前者则发生在基底细胞下方。若诊断有困难时，可取水疱表皮进行冰冻切片做 HE 染色即可鉴别。

（八）剥脱性皮炎型药疹

可能由Ⅳ型变态反应或重金属药物的直接毒性作用所引起，属重型药疹。

1. 引发药物 多为苯巴比妥、磺胺类、保泰松、苯妥英钠、对氨基苯甲酸、链霉素、金、砷等重金属。其他如羟吡唑嘧啶、甲氧噻吩头孢菌素、西咪替丁、氯喹、异烟肼、硫酰脲等亦可引起。

2. 临床表现 首次用药潜伏期长，一般在 20 d 以上。其中部分患者是在发疹型药疹基础上继续用药而发生。

此型药疹在发病开始即有寒战、高热等全身症状出现。皮损起初表现为麻疹样或猩红热样型损害，逐渐加重，最终全身皮肤呈现弥漫性潮红、肿胀，皱褶部位出现水疱、糜烂、渗液、结痂，灼痒感重。同时，唇、口腔黏膜潮红、水肿或水疱糜烂、结痂，眼结合膜水肿、分泌物多、畏光。全身浅表淋巴结可肿大。一般于 2 周后，红肿减轻，全身皮肤开始鳞片状脱屑，手足可呈套状剥脱，头发与甲亦可脱落。病程 2～4 周。重者可伴发支气管肺炎、中毒性肝炎、肾炎、皮肤感染，甚至败血症。若处理不当，伴发水电解质紊乱、继发感染时也可危及生命。

（九）光感型药疹

服药后需经紫外线作用后才出现皮损。分光毒及光过敏性反应两类。

1. 诱发药物 磺胺类、四环素、灰黄霉素、酚噻嗪类、萘啶酸、苯海拉明、曲吡那敏、奎宁、异烟肼、维生素 B_1、氨甲蝶呤等。

2. 临床表现 光毒反应性损害可发生在初次服药的患者，经日晒后 2～8 h，曝光部位皮肤出现红斑、水肿或大疱。光过敏反应性损害则于曝光后有 5～20 d 致敏潜伏期，以后再曝光时，于数分钟至 48 h 发病。皮损可为红斑风团性损害，也可为丘疹、水肿性斑块、结节、水疱或湿疹样等多形态性损害。除曝光部位外，非曝光部位也可发生。均伴瘙痒。

（十）系统性红斑狼疮（SLE）综合征样反应

1. 诱发 SLE 的药物 指能激发潜在的 SLE，或使已出现的 SLE 症状再次加重的药物。主要为青霉素、磺胺类、保泰松等。临床表现与 SLE 相同。停药后并不能阻止疾病的发展。

2. 产生 SLE 的药物 指具有引起 SLE 综合征效能的药物。主要为肼屈嗪、普鲁卡因胺、异烟肼、苯妥英钠等。所引起的临床症状与真性 SLE 相同，但较轻。抗核抗体滴度很高，红斑狼疮细胞（＋），抗双链 DNA 抗体（－），补体总活性值正常。肾与中枢神经系统很少受累。停药后可愈。

四、检查

（一）血常规检查

包括红细胞、白细胞、血红蛋白及血小板数量等。血常规用针刺法采集指血或耳垂末梢血，经稀释后滴入特制的计算盘上，再置于显微镜下计算血细胞数目。

（二）尿常规

包括尿的颜色、透明度、酸碱度、红细胞、白细胞、上皮细胞、管型、蛋白质、比重及尿糖定性。

（三）生化全项

检测存在于血液中的各种离子、糖类、脂类、蛋白质及各种酶、激素和机体的多种代谢产物的含量。

五、诊断

由于药疹临床类型多，急诊医师要时刻警惕药疹的可能性，下述规律有助于诊断：有明确服药史；初次接触有一定潜伏期；皮疹发生突然，多数为对称性分布，进展快，1~2 d即可遍及全身，皮疹色鲜红，伴瘙痒，皮疹与发热间无传染性规律；对服用多种药物的复杂患者，主要根据服药与发疹两者在时间上的关联，并参考疹型与诱发药物间的规律进行分析，常能找出致敏药物。对初次使用的药物，一般将分析重点限在 2 周之内，对再次使用者，可限在 3 d 之内。

六、治疗

（一）治疗原则

（1）停用致敏药物。

（2）大剂量类固醇皮质激素应用：氢化可的松 200~400 mg/d，维生素 C 1~2 g 静滴，维持 24 h 不停药，待病情稳定后，渐减量或更换泼尼松口服。

（3）防止继发感染：糜烂者加大激素剂量应用，易并发全身感染，注意及时治疗。

（4）注意低钾，血浆渗出补胶体溶液。

（5）过敏性休克：争分夺秒，就地抢救，稳定后转院。一般措施如下：即皮下或肌注 1∶1 000 的肾上腺素 0.5 mL 或 1 mL，严重可静滴。呼吸困难及时给氧。呼吸道阻塞，气管插管或切开。注意血压若下降，给间羟胺、多巴胺等升血压药。氢化可的松 100~200 mg 或地塞米松 5~10 mg 加放葡萄糖 40 mL 中静滴。

（二）药疹治疗

（1）病因治疗：尽可能明确病因，立即停用致敏或可疑致敏性药物，并终身禁用。鼓励患者多饮水或输液以加速药物自体内的排出。对由重金属如砷、金等引起的药疹，要给予络合剂，如二巯丙醇（BAL）等使之与重金属离子络合后从尿中排出。

（2）对症及支持疗法：对重型药疹的治疗原则为及时抢救，尽早收入院治疗。①抗休克与供氧；对伴发过敏性休克者要分秒必争，立即皮下或肌内注射 1∶1 000 肾上腺素 0.3～0.5 mL。呼吸困难者予以吸氧，喉头水肿已堵塞呼吸道时，可考虑气管切开。②对 Stevens-Johnson 综合征、TEN、重症剥脱性皮炎型药疹者，及早使用大剂量糖皮质激素为挽救生命的关键措施。用量应以控制临床症状为准。症状控制后应尽快减量至停药。

（3）抗组胺药：选 H_1 受体拮抗剂，如苯海拉明每次 50 mg、3 次/d 或 20 mg 肌注、3 次/d 等，对皮肤瘙痒与水肿的缓解有一定效果。

（4）维持水电解质平衡：注意胶体或蛋白质的输入量，必要时输血或血浆。

（5）预防及治疗感染。

（6）黏膜损害的处理：可用 3％硼酸水清洗结膜，类固醇皮质眼药滴眼每 3 h 一次。

（7）皮肤损害的局部治疗：选用无刺激、具保护性并有一定收敛作用的药物，根据损害的特点进行治疗。

（三）对轻型药疹的治疗

一般于停药后 2～7 d 皮损即可消退。若全身症状明显时，可口服泼尼松 20～40 mg/d，皮疹消退后即可停药或减量。有继发感染时给予全身性抗生素治疗。局部可单纯扑粉或用炉甘石洗剂以止痒消炎，有糜烂渗液时可用湿敷。

（四）预防

（1）在治疗疾病时，首先追问药物过敏史，或容易引起药疹的药物不要滥用。

（2）引起过敏的药物要明显地写在病历上，以引起医生的注意。并劝告患者避用该药。

（3）注意药疹的前驱症状，如患者出现发热、瘙痒、轻度红斑、胸闷、气喘、全身不适等症状，及时停药，避免严重反应的发生。

（4）青霉素、破伤风抗毒素、普鲁卡因应用前必须做皮试，而且准备好一切急救所必备的药品及措施。

第八节　湿　疹

一、概述

湿疹是一种常见的易复发的变态反应性皮肤病，好发于头面、四肢屈侧及会阴等部位，常呈泛发或对称性分布。湿疹是多因性疾病，一般认为与变态反应密切相关。部分与内分泌功能紊乱、自主神经功能紊乱有关，遗传因素亦为本病因素之一。

二、病因

湿疹病因复杂，常为内外因相互作用结果。内因如慢性消化系统疾病、精神紧张、失眠、过度疲劳、情绪变化、内分泌失调、感染、新陈代谢障碍等，外因如生活环境、气候变化、食物等均可影响湿疹的发生。外界刺激如日光、寒冷、干燥、炎热、热水烫洗，以及各种动物皮毛、植物、化妆品、肥皂、人造纤维等均可诱发。湿疹是复杂的内外因子引起的一种迟发型变态反应。

三、临床表现

(一)按皮损表现

1. 急性湿疹 皮损初为多数密集的粟粒大小的丘疹、丘疱疹或小水疱,基底潮红,逐渐融合成片,由于搔抓,丘疹、丘疱疹或水疱顶端抓破后呈明显的点状渗出及小糜烂面,边缘不清。如继发感染,炎症更明显,可形成脓疱、脓痂、毛囊炎、疖等。自觉剧烈瘙痒。好发于头面、耳后、四肢远端、阴囊、肛周等,多对称发布。

2. 亚急性湿疹 急性湿疹炎症减轻后,皮损以小丘疹、结痂和鳞屑为主,仅见少量丘疱疹及糜烂,仍有剧烈瘙痒。

3. 慢性湿疹 常因急性、亚急性湿疹反复发作不愈而转为慢性湿疹,也可开始即为慢性湿疹。表现为患处皮肤增厚、浸润,棕红色或色素沉着,表面粗糙,覆鳞屑,或因抓破而结痂。自觉瘙痒剧烈。常见于小腿、手、足、肘窝、腘窝、外阴、肛门等处。病程不定,易复发,经久不愈。

(二)根据皮损累及的范围分类

1. 局限性湿疹 仅发生在特定部位,即可以部位命名,如手部湿疹、女阴湿疹、阴囊湿疹、耳部湿疹、乳房湿疹、肛周湿疹、小腿湿疹等。

2. 泛发性湿疹 皮损多,泛发或散发于全身多个部位。如钱币性湿疹、自身敏感性湿疹、乏脂性湿疹。

四、检查

真菌检查阳性时可以确诊。实验室检查无特异性,血液中嗜酸性粒细胞可能增加。

五、诊断及鉴别诊断

主要根据病史、皮疹形态及病程进行诊断与鉴别诊断。一般湿疹的皮损为多形性,以红斑、丘疹、丘疱疹为主,皮疹中央明显,逐渐向周围散开,境界不清,弥漫性,有渗出倾向,慢性者则有浸润肥厚。病程不规则,呈反复发作,瘙痒剧烈。

六、治疗

湿疹病因复杂,治疗好转后仍易反复发作,难根治。因临床形态和部位各有特点,故用药因人而异。

(一)一般防治原则

寻找可能诱因,如工作环境、生活习惯、饮食、嗜好、思想情绪等,以及有无慢性病灶和内脏器官疾病。

(二)内用疗法

选用抗组胺药止痒,必要时两种药物配合或交替使用。泛发性湿疹可口服或注射糖皮质激素,但不宜长期使用。

（三）外用疗法

根据皮损情况选用适当剂型和药物。急性湿疹局部用生理盐水、3％硼酸或1：2 000～1：10 000高锰酸钾溶液冲洗、湿敷，炉甘石洗剂收敛、保护。亚急性、慢性湿疹应用合适的糖皮质激素霜剂、焦油类制剂或免疫调节剂，如他克莫司软膏、匹美莫司软膏。继发感染者加抗生素制剂。

七、预防

避免自身可能的诱发因素。避免各种外界刺激、如热水烫洗，过度搔抓、清洗及接触可能敏感的物质如皮毛制剂等。少接触化学成分用品，如肥皂、洗衣粉、洗涤精等。避免可能致敏和刺激性食物，如辣椒、浓茶、咖啡、酒类。在专业医师指导下用药，切忌乱用药。

第五章　色素皮肤病

第一节　黑子与黑痣

一、黑子

（一）概述

黑子又称雀斑样痣，是指发生于皮肤或黏膜的黑色或褐色斑，皮肤黏膜交界处或眼结膜均可发生。本病常见，为颜色一致的褐色或深褐色斑点，米粒至豌豆大，边界清楚。

（二）病因

病因不清楚，可能与遗传有关。

（三）临床表现

可发生于身体任何部位，皮肤黏膜交界处或眼结合膜均可发生。本病常见，为颜色一致的褐色或深褐色斑点，米粒至豌豆大（直径常不超过 5 mm），边界清楚，表面光滑或轻微脱屑，散发、单发或多发，但不融合，可局限于某一部位，亦可泛发全身。日晒后颜色不加深，冬季亦不消失。本病自婴幼儿至成年人各时期均可发生，皮疹持续存在，不会自行消退。无任何不适。

（四）检查

组织病理检查，光镜下可见表皮黑素增多，基底层黑素细胞增多，真皮乳头及表皮突延长，真皮上部有嗜黑素细胞。

（五）诊断

根据临床表现及组织病理诊断，但有时应与雀斑鉴别，而且这些疾病偶可同时存在而造成诊断上的困难。

（六）治疗

一般不需治疗。需要时可行激光、冷冻、切除或使用稀盐酸局部点除等方法。

二、黑痣

（一）概述

黑痣是由正常含有色素的痣细胞所构成的最常见的皮肤良性肿瘤，偶见于黏膜表面。多发生在面、颈、背等部，可见于任何正常人体。可在出生时即已存在，或在生后早年逐渐显现。多数增长缓慢，或持续多年并无变化，但很少发生自发退变。大多均属良性；在后期有恶变者，其恶性程度极高，转移也最快，而且治疗效果不理想。该病可见于皮肤各处，面颈部、胸背为好发部位。少数发生在黏膜，如口腔、阴唇、睑结膜。对某些好发交界部位的色素痣及有恶变症状的色素痣最好及时切除。

（二）病因

黑痣的形成主要是皮肤中的黑色素细胞或黑色素细胞所分泌的黑色素颗粒异常增多、积聚而形成的。常见的黑痣是由于增多的黑色素细胞聚积成巢状或团状而形成的；而太田痣、雀斑样痣中，增多的黑色素细胞散在分布，由于其分布深浅不同可呈现不同颜色。

（三）临床表现

1. 常见症状　黑色斑点、刺痒、肿痛。

2. 临床分型

（1）皮内痣：最常见。好发于面部皮肤及发际，大小不一，大者可达数厘米，甚至累及半侧面颈部。隆起皮肤，有毛，淡棕色或淡黑色，边界清楚。由小痣细胞组成。痣细胞巢在上皮下结缔组织内（即位于真皮内）。痣细胞巢表面的上皮层正常。一般不发生癌变。

（2）交界痣：可由皮内痣演变而来，亦可独自发生。可发生于任何年龄，但以婴幼儿多见。病变呈扁平状，棕黑色或蓝黑色，边界可清亦可不清。一般体积较小，多在数毫米以内。表面光滑无毛。可长期保持原状不变，少数可自行消退，较易发生恶变。由大痣细胞组成，痣细胞巢的一半在表皮的底层内，另一半在上皮下的浅层结缔组织，即真皮浅层内。有癌变可能。

（3）复合痣：儿童多见，病变大多微突出皮肤表面，少数呈乳头状瘤样改变，一般无毛，可随年龄增长，体积增大，颜色变深。复合痣中的交界痣部分可发生恶变。病理学特点为在痣细胞进入真皮的过程中，常同时有皮内痣和残留的交界痣，为皮内痣与交界痣的混合形式。

（四）诊断

（1）痣的位置、大小、色泽及形状，表面有无毛发、增生或溃疡。

（2）注意发病时间，发展速度，病情平缓程度。

（3）病理切片检查区别皮内痣、交界痣、混合痣、疣状痣等。及时进行患处的细胞学检查。交界痣局限的痣细胞巢位于真、表皮交界处；皮内痣痣细胞巢位于真皮内，其中可见多核痣细胞；复合痣细胞巢见于真、表皮交界处和真皮上部，真皮痣细胞呈立方形，此交界处痣细胞小且含很少色素。

（4）黑痣可以发生于任何年龄，大多为后天出现。

（5）黑痣无症状，如有症状，要警惕是否恶变。表现为黑色、黄褐色或蓝色的、平坦或稍隆起的斑点或斑块；还有少数是无色的色素痣。

（五）鉴别诊断

应该与恶性黑色素瘤相鉴别，皮肤恶性黑色素瘤的早期为皮肤色素痣，发生恶变时，原有的色素痣迅速增大、瘙痒、溃疡甚至破溃出血，色素加深，呈黑色或深褐色，边缘变得不规则，病变周围出血色素卫星小结。黏膜恶性黑色素瘤呈蓝黑色或无色（无色素性恶性黑色素瘤），病变生长较快，易出现溃疡，常伴出血。

（六）治疗和预防

一般不需治疗。对掌跖、甲床的色素痣要予以注意，平时不要随便刺激，不要滥涂腐蚀性药物，以免诱发激惹其恶变。若痣在短期内迅速增大，色泽加深变黑，边缘发红不规则，表面出血、破损及周围出现卫星状损害，表明痣有恶变征象，应予手术切除，现时送病理检查。

面部较大的痣无恶变证据者，可考虑分期部分切除，容貌、功能保存均较好，但不适用于有恶变倾向者。也可采用全部切除，邻近皮瓣转移或游离皮肤移植。如怀疑有恶变，应采用外科手术一次全部切除活检；手术应在痣的边界以外，正常皮肤上做切口。小的痣切除后，可以潜行剥离皮肤创缘后直接拉拢缝合。

第二节 真 皮 斑

一、概述

真皮斑是近十几年出现的，一种好发于两颧骨部位呈点状或小斑片状，边界模糊，颜色呈蓝黑色，位于肌肤真皮层的一种色素斑。其发病原因尚不完全清楚。

二、病因

（一）内因

由先天性遗传基因决定。

（二）外因

由果酸、换肤、激素、重金属、氢醌、内分泌、紫外线、外伤、年龄、妊娠等因素诱发。

三、临床表现

真皮斑呈点状或者斑片状，黑色素细胞和黑色素颗粒存在于真皮层，多呈深沉的灰黑、蓝黑、黑色等，多发于两颧骨及眼周部位，边界模糊不清。

四、诊断与鉴别诊断

真皮斑好发于两颧骨部位及额头两侧发际线部位，且呈点状或片状融合，边界不清，颜色呈蓝黑色，与其他任何色素斑有明显不同，且好发于中年女性。需要鉴别诊断的有黑子、雀斑、雀斑样痣等。

五、治疗

（1）由于真皮斑由基因决定，以目前的医学美容技术，是难以根治之症，故只能淡化和改善。

（2）调整生活习惯：戒掉不良的生活习惯，如戒烟、喝酒、熬夜等，注意休息和保证充足的睡眠。

（3）注意防晒。

（4）保持心情愉悦：避免忧思、抑郁的精神状态。

第三节 雀斑样痣

一、单纯性雀斑样痣

（一）概述

单纯性雀斑样痣（simple lentigo）是一种遗传性色素性皮肤病，白种人发病率较高，亚洲人发病率较低。于接受日晒后开始发病，但也可到 7 岁才发病。皮损好发于面部、颈部、肩部和手背。

（二）发病原因

基于该病常与色素性肠道息肉综合征、面正中黑子病相连，推测多半是由于基因突变使神经外胚层发育过程异常所致，另有研究该病病损中存在着黑素细胞功能缺陷或黑素合成异常。

（三）发病机制

光镜下可见表皮基底层黑素细胞数目增多，但通常无灶性增生或成巢分布，黑素细胞内和基底层角蛋白细胞内黑素增多，有时表皮上层亦可见黑素，表皮突轻度至中度延长，真皮上部常有少量炎性细胞浸润，混杂有噬黑素细胞，偶尔在表皮真皮界处可见小的痣细胞巢，兼有雀斑样痣和交界痣的表现。

（四）临床表现

（1）可发生于身体任何部位的皮肤，皮肤黏膜交界处。

（2）褐色斑点：呈圆形、卵圆形或不规则形，与皮肤表面平齐或略微隆起，浅褐色到深褐色不等，边界清晰，直径通常<5 mm，表面光滑，皮纹存在，可单发，也可多发。

（3）发病时间：由童年至成年，病变数目可逐渐增多，也可在短期内突然弥散性的大量出现，在 Addison 病、妊娠及其他 MSH 水平增高的情况下，病变颜色可加深，数目亦可明显增多。

（五）检查

组织病理可见表皮基底层黑素细胞数目增多，表皮突轻度至中度延长。

（六）诊断

临床上确诊常需病理检查，由于本病可见于某些遗传性综合征，如多发性雀斑样痣综合征、面中部雀斑样痣病、口周雀斑样痣病、LAMB综合征等，因此不能忽视对身体其他部位的检查，以免漏诊或误诊。

（七）治疗

通常不需治疗。若患者要求或疑有恶变时可行治疗。

1. 化学剥皮术 可在有经验的医生操作下行外涂纯石炭酸化学剥皮术，令雀斑消退。

2. 手术治疗 雀斑样痣可用磨削术治疗。

（1）磨削范围：仅限于局部病损处。病损面积较大时，可设计分区、分次磨削，以降低并发症风险。

（2）术后处理：①术毕创面用生理盐水冲洗，敷以含庆大霉素、氯霉素的凡士林纱布和无菌纱布，4～6 d揭去外层包扎及敷料，保留内层凡士林纱布，10 d左右凡士林纱布自然脱落。②术后常规使用抗生素3～5 d预防感染。③色素沉着是磨削术最常见的并发症，因手术本身可激活酪氨酸酶系统，加速色素的形成。术后恢复期创面应防止日晒，尽量减少局部刺激，如不用劣质化妆品和腐蚀性药物等。特别是冬季可选用品质好的油脂营养霜，以保护创面。小面积磨削术后口服维生素C，1.5～2.0 g/d，连续1～3个月。大面积磨削术或容易发生色素沉着者，术后早期静脉输注维生素C，3.5～5.5 g/d，连续10～15 d后，改为口服至1～3个月。

二、日光性雀斑样痣

（一）概述

日光性雀斑样痣是指由自然或人工紫外线照射引起的界限清楚的色素斑，因多见于50岁以上中老年人，又称老年性雀斑样痣、日光性黑子病。好发于曝光部位。为针头至绿豆大小色素性斑疹，淡褐、深棕或黑色，色泽均匀，环形不规则，表面光滑，边界清楚。

（二）病因

1. 发病原因 与老年皮肤退行性病变及光照有关。

2. 发病机制 光镜下，病变组织表皮突明显伸长，呈杵状或芽状，常常分支并互相融合，表皮突间的表皮变薄或萎缩，表皮黑素细胞数目增多，Dopa反应增强，在真皮内血管周围可见少量单核细胞浸润，混杂有噬黑素细胞，电镜下，可见病变组织中角蛋白细胞内含有丰富的黑素体，这些黑素体一般大于邻近皮肤角蛋白细胞内的黑素体。病变中的黑素细胞较非光照部位皮肤中的黑素细胞活性增加，表现为对Dopa的反应性增强，树枝状突变长，正常形态的黑素体增多，核周体增大，伴有发育良好的粗面内质网、大量的线粒体和增生的高尔基复合体。

（三）临床表现

1. 好发部位 经常遭受紫外线照射的面部与前臂，尤其是手背。

2. 深褐色斑疹 境界较为清晰，直径大多小于5 mm，亦可达核桃大小，散在分布，有时可融合成片。

3. 斑疹变化 随着年龄增长，色素斑会增加、扩大，颜色会加深，极少数患者会发生恶变，称为恶性老年性雀斑。

（四）检查

组织病理检查可见表皮突处基底细胞呈棒状出芽，该处黑素细胞增加，黑素颗粒也增加，表皮突间表皮萎缩。

（五）诊断

根据病史及临床特点，一般不难诊断，但需病理检查确诊。

（六）鉴别诊断

1. 单纯性雀斑样痣 多见于儿童，组织病理可见表皮基底层黑素细胞数目增多，表皮突轻度至中度延长。

2. 交界痣 组织病理可见痣细胞呈巢状排列，缺乏树枝状突。

3. 恶性雀斑样痣 表皮萎缩，基底层有不典型黑素细胞呈非巢状增生。

4. 日光性角化病 皮损表面粗糙，有角化性鳞屑，组织病理可见表皮过度角化或角化不全，棘层肥厚和萎缩相间并存。

5. 色素性脂溢角化病 基底部不向下生长，两侧边界清楚，增生的表皮中可见鳞状细胞与基底样细胞。

（七）治疗

轻者可外用氟尿嘧啶软管、3％氢醌霜、0.025％维A酸霜，2次/d；色深者可采用液氮冷冻、激光去掉色素，亦可手术治疗。

三、PUVA 雀斑样痣

（一）概述

PUVA 雀斑样痣是因 PUVA 治疗或 UVA 照射引起的一种色素沉着性疾病，其发生与 UVA 的累积量较大有关。一般表现为限局性色素斑，呈弥漫性雀斑样痣，大的不规则形斑点或持久性灰白色斑点。

（二）病因

1. 发病原因 因 PUVA 治疗或 UVA 照射引起的一种色素沉着性疾病，其发生与 UVA 的累积量较大有关。

2. 发病机制 发病机制还不确切，发生与 UVA 的累积量较大有关。

（三）临床表现

症状包括皮肤痣、雀斑、色素斑。常表现为限局性色素斑，呈弥漫性雀斑样痣，大的不规则形斑点或持久性灰白色斑点。

（四）检查

1. 临床皮肤检查 外观不典型的痣可能变恶性，如很黑的痣、色素不平均、边缘不平整或不规则、界线不明、左右不对称、在统计上直径大于 5 mm 的。部分患者可有痣体皮肤表面的破溃、渗液等。

2. 皮肤镜检查 不同的色素痣因深浅不同而色泽有差异。

3. 实验室检查 血常规、C-反应蛋白、血沉、心肌酶谱、肝功能、肾功能等。

（五）诊断

根据临床表现、皮损特点、组织病理特征性即可诊断。

（六）治疗

1. 激光治疗 目前对于浅层的痣可以采用激光来去除，如果是较大、较深的痣则应使用二氧化碳超脉冲激光来去除。激光除痣可以控制最佳光点的大小及深度，且不易留疤、不易感染。

2. 手术治疗 外科手术切除痣周围的病变组织。此法可选择部分或全部切除病变组织，并可依痣的性质不同而进行不同的处理方法。

第四节 黄 褐 斑

一、概述

黄褐斑，是一种常见的发生于面部的后天性色素沉着过渡性皮肤病，发生于日晒部位，并于日晒后加重。中青年女性多见，病程呈慢性，无明显自觉症状。病情有一定季节性，夏重冬轻。色素沿着区域平均光密度值大于自身面部平均光密度值的 20% 以上。

二、病因

（一）内分泌功能改变

病因不清，常认为与内分泌功能改变有关。见于妇女妊娠期或口服避孕药者及其他因素。妇女妊娠期的黄褐斑（chloasma gravidarum），开始于妊娠 3～5 个月，分娩以后色素斑渐渐消失。面部色素沉着可能是由于雌激素与黄体酮联合作用，刺激黑色素细胞，而孕激素促使黑素体的转运和扩散，增加了黑色素的生成，促使色素沉着。

（二）慢性疾病

也见于慢性胃肠疾病、肝病、结核、癌瘤、恶性淋巴瘤和慢性酒精中毒等。长期应用某些药物如苯妥英钠、氯丙嗪、避孕药均可发生黄褐斑。

（三）其他因素

强烈的日晒、化妆品的应用也可诱发黄褐斑。黄褐斑也见于未婚、未孕的正常女性或男性，其原因不明。

三、临床表现

皮损为淡褐色或黄褐色斑，边界较清，形状不规则，对称分布于眼眶附近、额部、眉弓、鼻部、两颊、唇及口周等处，无自觉症状及全身不适。

四、检查

(一)肝功能

肝功能有两层意思，一是指肝脏的生理功能，即解毒功能、代谢功能、分泌胆汁、免疫防御功能等；另一方面是指医院检验科里的医学检验项目，包括胆红素、白蛋白、球蛋白、转氨酶、γ-谷氨酰转肽酶等等。

(二)肾功能

肾功能 (renal function) 是指肾脏排泄体内代谢废物，维持机体钠、钾、钙等电解质的稳定及酸碱平衡的功能，肾功能检查包括血肌酐、血尿素氮、血及尿 β_2-微球蛋白、尿白蛋白、尿免疫球蛋白 G、尿分泌型免疫球蛋白 A 等。

(三)病理检查、组织病理

表皮基底层黑素增多，黑素细胞不增加，真皮上层可见较多的嗜黑素细胞及游离的色素颗粒，可见少量淋巴细胞为管性浸润。

五、诊断及鉴别诊断

(一)诊断

根据颜面部出现黄褐色斑，妇女多发，无自觉症的特点，本病易于诊断。

(二)鉴别诊断

1. 雀斑 生在脸部，但也有可能生在身体或四肢，皮损的形状是点滴状，碎石样不规则的斑点，有点像雀卵，所以名为雀斑。

2. 老年斑 生于脸部或身体任何部位，表面深褐，略突出于皮肤表面，摸上去会有粗糙的感觉。

3. 黑皮症 黑皮症是因粗劣的化妆品，特别是胭脂、粉底等含红色颜料对皮肤刺激，经常化妆的人，一旦使用了与皮肤不合的化妆品或香水，虽然每日洗脸，仍免不了色素沉淀，再加上按摩刺激与日晒，容易导致黑皮症。

4. Riehl 黑变病 好发于前额、颞部、颈部，色斑上有粉状鳞屑。

5. 艾迪生病 弥漫性青黑色或褐红色斑片，多发于面部、乳晕、外生殖器等处，有全身症状，如乏力、低血压、体重减轻等。

6. Civatte 皮肤异色症 萎缩性白点间杂于色素斑中，呈网状分布。

六、治疗

（一）局部治疗

1. 外用药物 是最简单、最常用的治疗方法。外用酪氨酸酶抑制剂软膏，如2%～4%曲酸霜及3%熊果苷等。涂搽后都有不同程度的疗效。该类药物为抗氧化剂，易在空气和日光中氧化，应封闭、避光保存。近年有人报道使用0.1%维A酸软膏治疗黄褐斑，外用糖皮质激素等也有一定疗效。

2. 剥脱疗法

（1）间苯二酚：间苯二酚是儿茶酚的同质异构体，是早期应用于化学剥脱剂的药物之一。浓度为50%的间苯二酚可用于中、深层剥脱，治疗黄褐斑合并雀斑和日光性着色斑亦有效。

（2）羟乙酸：羟乙酸化学剥脱剂代表了一类安全有效的治疗面部色素沉着的方法，它已较广泛地用于治疗黄褐斑。用10%～15%的羟乙酸洗剂加2%氢醌可增强疗效。

（3）曲酸：当曲酸凝胶治疗黄褐斑无效时，可用曲酸化学剥脱剂，它由2%曲酸与3种羟基酸（水杨酸、柠檬酸、乳酸）组成。使用曲酸化学剥脱剂后发生皮肤干燥现象比羟基乙酸化学剥脱剂少。羟乙酸联合曲酸或羟乙酸联合氢醌治疗黄褐斑的色素沉着都有很好的疗效。缺点是曲酸制剂的刺激性比氢醌大。

（4）三氯乙酸：三氯乙酸为中深层剥脱剂的一个辅助用药，可用于治疗泛发性及持续性的黄褐斑。水杨酸：水杨酸化学剥脱剂也可治疗黄褐斑的色素沉着，其浓度为10%～20%，间断使用2周。

3. 面膜疗法 面膜疗法包括单纯面膜剂、面膜膏按摩法和倒模面膜法。其中倒模面膜法已广泛应用于黄褐斑的治疗，并已取得满意效果。面膜倒模疗法集药物、按摩、理疗于一体，从而具有多种治疗作用。其治疗程序为：阳离子蒸气润面－面膜膏按摩－成形倒模剂倒模。面膜膏的药物成分对黄褐斑的治疗起着关键作用。目前有去色素的面膜膏、增白面膜膏和专治黄褐斑的中草药物面膜等。

4. 激光或强脉冲光治疗 激光治疗黄褐斑，仅适用于其他治疗方法无效时，因为激光治疗黄褐斑疗效不显著，（可引起色素沉着、瘢痕、萎缩），因此，选择激光治疗的原则是对正常色素的破坏性最小。可用Q开关翠宝石激光治疗黄褐斑，尤其是对女性患者，但易复发。用Q开关激光后再用脉冲激光破坏黑素细胞，可减少表皮黑素，从而在治疗真皮型黄褐斑中取得了较好的效果。超脉冲二氧化碳激光和Q开关翠宝石激光联合治疗的效果优于单独使用Q开关翠宝石激光的疗效。

（二）全身治疗

为了促进色素减退，可用维生素C，最好静脉注射。

第五节　损伤后色素沉着

一、概述

损伤后色素沉着指皮肤表皮全层或部分损伤，以及皮肤全层（表皮或真皮）受损后的一种保护性反应使皮肤产生的一种色素沉着斑。

二、病因

在炎症和外伤后皮肤屏障功能受损，患处常有黑素细胞密度的增加，尤其是含络氨酸酶活性的黑素细胞。这可能是炎症反应时使皮肤组织中的硫氨基（-SH）减少，从而解除或部分解除对络氨酸酶的抑制作用，导致皮肤色素加深。

导致色素沉着的常见原因：接触沥青、煤焦油、含光敏物的化妆品等，经日光照射引起光敏性皮炎，进而导致色素沉着；各种物理化学因素，如激光术后、化学剥脱术后、摩擦、温热、放射线、药物刺激等亦可引起多种急慢性炎症；某些皮肤病如湿疹、下肢淤滞性皮炎、脓疱疹、带状疱疹、疱疹样皮炎、固定性药疹及丘疹性荨麻疹等，治愈后可产生不同程度的色素沉着。外源处理不当：如痤疮肌肤护理不当，人为挤压、抠挖等导致不同程度的色素沉着。上述不同因素导致的色素沉着，其深浅程度及持续时间常因人而异，黑皮肤的人色素沉着较重，持续时间较长。一般在炎症后数周或3～6个月色素沉着可逐渐消退。在基底细胞或表皮与真皮交界处的炎症，如扁平苔藓、盘状红斑狼疮、固定性药疹等，由于部分色素颗粒散落入真皮上部被噬黑素细胞吞噬，或聚集在其周围，故引起的色素沉着常持久不退。

三、临床表现及分期

（一）临床表现

本病可发生于任何年龄，多见于暴露部位，或与原有皮肤病好发部位一致，界限明显。皮损特点表现为于皮炎后出现色素沉着斑，浅褐色至深褐色，散在或片状分布，表面光滑，若局部皮肤长期暴露于日光中和受热刺激，色素斑呈网状，并有毛细血管扩张，一般无自觉症状。

（二）分期

损伤后的色素沉着大多数在损伤因素去除后，半年到一年的时间逐渐消退，必须考虑到受损皮肤的完整修复，如果采用损伤的治疗，在停后容易复发（新的保护性反应）。为了更好地治疗色素沉着，临床上一般将色素沉着分为3期：进展期、稳定期、消退期。

1. 进展期　多在皮损反应消退后15～45 d出现，表现为损伤区域色素加深，呈浅黄褐色，色泽鲜活，边界模糊不清，部分皮损皮下见明显毛细血管扩张，局部可能伴有轻微发痒和水肿等局部炎症性反应。此期的色素沉着应理解为保护性色素，治疗理念是修复为主，尽量减少对皮肤的刺激，各种治疗方法应加强保湿，防止干燥，促进修复，此期不主张使用祛斑类化妆品，以免加重对表皮的损伤，同时注意防晒至关重要。

2. 稳定期 一般在损伤 45 d 以后，表现在损伤区域的色素不再进一步加深，呈深黄褐色或黑褐色，边缘不再扩大，边界相对清晰，皮下扩张的毛细血管有所消退，局部无不适感，无水肿等炎症反应征象。此期色素应理解为保护性色素为主，治疗理念是修复与淡化色素并进，治疗偏向于修复，特别是在治疗的初期和损伤的早期阶段。护肤品方面基本同进展期。

3. 消退期 一般在损伤 3 个月以后，表现为皮损区色素逐渐减退，色泽变浅，边界缩小，皮损下毛细血管扩张消失，局部皮肤向正常肤色接近。此期的色素保护作用逐渐减弱，治疗理念是在不造成新损伤的前提下尽快祛除色素，恢复皮肤外观。

四、诊断

根据暴露部位、皮炎特点、人为处理不当及手术后等出现色素沉着等特点，容易诊断。

五、治疗

（一）一般治疗

避免皮肤再次受到损伤，如果是过敏性炎症后色素沉着，要找到引起过敏的原因，避免再次接触到过敏物质。首先应当避免日晒及服用避孕药、光敏性药物（如地西泮、磺胺类、四环素类等）、抗组织胺药物（苯海拉明、氯苯那敏）、植物（如灰菜、苋菜、萝卜叶等）、中草药（如防风、沙参、小茴香等），停用含铅、汞等重金属的化妆品。减轻精神负担，生活要有规律，保持乐观情绪及足够的睡眠。减少搔抓和不良刺激，以减轻损伤后的色素沉着。

（二）药物治疗

（1）静滴：谷胱甘肽 1.2 g 和维生素 C 2 g 混合后静脉滴注，每周 2 次，10 次为 1 疗程，间隔 15 d 再重复一次效果最好。可予甘草酸苷抗感染治疗。

（2）口服药物：维生素 C、维生素 E 口服合用，有抑制络氨酸酶的作用，并使深色氧化型色素还原成浅色还原型色素，阻止黑素代谢的氧化过程，从而抑制黑素形成。

（3）中医治疗：中医多认为面部色素斑是肝气郁结、肝肾阴亏或气血不调所致，故以滋阴补肾、调节气血、活血化瘀为治疗原则。中成药有六味地黄丸、知柏地黄丸、逍遥丸等。

（三）美容治疗

1. 激光治疗 采用强脉冲光子嫩肤仪治疗等。

2. 使用护肤品修复 恢复皮肤屏障是治疗及预防损伤后色素沉着的重要环节。

第六节　白　癜　风

一、概述

白癜风是一种常见多发的皮肤色素脱失症。发病原因尚不明，遗传、自身免疫、内分泌代谢失调及神经精神因素等都可能与其有关。皮肤和毛囊色素细胞内酪氨酸-酪氨酸酶系统功能紊乱是导致色素脱失的病理基础。该病以局部或泛发性色素脱失形成白斑为特征，是一种获得性局限性或泛发性皮肤色素脱失症，是影响美容的常见皮肤病，易诊断，治疗难。此病世界各地均有发生，印度发病率最高。可以累及所有种族，男女发病无显著差别。从出生婴儿到老年均可发生。目前，治疗白癜风的方法很多，60％～70％的患者可以治愈。

二、病因学

（一）遗传学说

有研究认为白癜风可能是一种常染色体显性遗传的皮肤病，国外学者统计30％患者有阳性家族史，发现单卵双生子中两个均发病，国内报道阳性家族史为3％～12％，较国外报道低。

（二）自身免疫学说

自身免疫学说与白癜风的发病关系日益受到重视，许多学者注意到患者及其家族成员中合并自身免疫性疾病比率较高，常见的有甲状腺炎、甲状腺功能亢进或减退、糖尿病、慢性肾上腺功能减退、恶性贫血、风湿性关节炎、恶性黑色素瘤等，而白癜风患者的血清中，有人检出多种器官的特异性抗体，如抗甲状腺抗体、抗胃壁细胞抗体、抗肾上腺抗体、抗甲状旁腺抗体、抗平滑肌抗体等，而且检出率较高。另外患自身免疫性疾病者，白癜风发病率较一般人群高10～15倍，近来又发现白癜风患者有抗黑素细胞表面抗原的抗体，称为白癜风抗体，其滴度与患者皮肤色素脱失程度有关，滴度随皮损面积扩大而增加，还发现患白癜风的动物也有类似现象，提出该病是黑素细胞的自身免疫性疾病，在进行期白斑边缘有单核细胞聚集，侵入真皮表皮交界处，由破坏的基底膜进入表皮，使该处的黑素细胞及黑素缺如，认为本病可能是迟发超敏反应的自身免疫性疾病。另外，内服或外用皮质激素，特别是不按皮节分布的皮损疗效较好，也间接证明本病的免疫机理。

（三）精神与神经化学学说

患者在起病或皮损发展阶段有精神创伤，过度紧张，情绪低落或沮丧，紧张可致儿茶酚胺类增高，如肾上腺素可直接影响脱色；应激也可使 ACTH 分泌增加，导致皮质激素分泌增加，而动员糖和游离脂肪酸，刺激胰岛素分泌，胰岛素间接刺激大脑的 L-色氨酸增加，使大脑 5-羟色胺合成增加，而 5-羟色胺的代谢产物为褪黑素，褐黑素受体活动过度在白癜风的发病中起重要作用，褪黑素受体活动过度可增加茶碱酶的活性，这些酶抑制黑素生化，但后期又使其生代活化，导致黑素代谢的毒性中间产物在黑素细胞内蓄积，使黑素细胞死亡，最终导致白癜风，有学者观察到白斑处神经末梢有退行性变，而且变化程度似与病程有关，这种现象也支持神经化学学说。

（四）黑素细胞自身破坏学说

白癜风的基本病变是表皮黑素细胞部分或完全丧失功能，1971 年 Lerner 提出这一学说，认为白癜风是因其表皮黑素细胞功能亢进，促之耗损而早期衰退，并可能是细胞本身合成的毒性黑素前身物质的积聚所致，实验证明某些化学物质对黑素细胞有选择性的破坏作用，使皮肤脱色，这些物质多属取代酚类化学物质的脱色剂，如氢醌单苯醚、氢醌、过氧化氢（双氧水）等，都对皮肤与毛发有脱色作用，近年来白癜风发病有所增加，可能与工业的发展、接触这类化学物质的机会增加有关。

（五）微量元素缺乏学说

有人提出体内铜含量降低与白癜风发病有关，但测定患者血清与毛发的铜含量似乎与一般人群无显著性差异，有关微量元素学说有待进一步研究。

（六）其他因素

外伤包括创伤、手术、搔抓等可诱发白癜风，某些内分泌疾病，如甲状腺功能亢进、糖尿病等，可伴发白癜风，日光暴晒易发生白癜风。白癜风的发病学说较多，且均有一定依据，但又都有一定的片面性，目前认为其发病是由遗传因素，又在多种内、外因子作用下，免疫功能、神经与内分泌、代谢功能等多方面功能紊乱，致使酶系统的抑制或黑素细胞的破坏或黑素形成的障碍，而致皮肤色素脱失。当精神过于紧张时肾上腺素消耗增多，则多巴胺主要合成肾上腺素，因而黑素合成减少。白癜风患者血液及皮肤中铜或铜蓝蛋白水平降低，导致酪氨酸酶活性降低，因而影响黑素的代谢。此外某些化学物质和光感性药物亦可诱发本病。

三、临床表现

全身各部位皮肤均可发病，皮损为局部色素脱失斑，常为乳白色，也可为浅粉色，表面光滑无皮疹，白斑境界清楚，白斑内毛发正常或变白，病变好发于受阳光照射及摩擦损伤部位，如面部、腿上部、颈部、前臂伸侧及手背部、腰腹及骶尾部、腋下及阴部、肘膝关节等，病损多对称分布，白斑还常按神经节段（或皮节）分布而呈带状排列，此类为单侧发病，除皮肤损害外，口唇、阴唇、龟头及包皮内侧黏膜也常受累，白斑可泛发全身，但视网膜、脉络膜及软脑膜的黑素细胞不受累，有时日晒后白斑区可有色素再生；而冬季白斑中心或边缘又有色素减退，约 20％患者的白斑对紫外线高度敏感，日晒后白斑快速发展，机械性刺激如针刺、搔抓、对皮肤的压力（紧身衣、疝托等）及其他局部刺激如烧伤、感染、晒伤、冻伤、放射线等可使患者的正常皮肤发生白斑，或使原有的白斑扩大，甚或泛发全身的同形反应，白斑数目不定，可很少变化或自行消退，但多数患者表现为白斑逐渐增多、扩大，相邻白斑融合为不规则的大片状，甚至泛发全身。

本病多无自觉症状，少数患者在发病前或同时有患部局部的瘙痒感，白癜风常伴其他自身免疫性疾病，如糖尿病、甲状腺疾病、肾上腺功能不全、恶性贫血、风湿性关节炎、硬皮病、异位性皮炎、斑秃等。

据白斑的形态、部位、范围及治疗反应，临床上将其分为 4 型：①局限型，白斑单发或群集于某一部位。②散发型，白斑散在，大小不一，多对称性分布。③泛发型，常由上述二型发展而来，病损面积大于体表的 1/2。④节段型，白斑按神经节段或皮节分布，据病损处色素脱失情况又可将该病分为完全型与不完全型两种，前者对二羟苯丙氨酸（DOPA）反应阴性，黑素细胞消失，治疗反应差；后者对 DOPA 反应阳性，黑素细胞数目减少，治愈概率大。

本病为后天发生，各年龄均可发病，有新生儿发病的报告，经过迟缓，亦可进行性发展，儿童早期发病者可自愈。皮损处表面温度可增高、汗液增多，常并发于糖尿病、恶性贫血、自身免疫病、甲状腺病、原发性肾上腺皮质功能不全等。

四、检 查

（一）血液检查

白癜风在治疗前或在治疗中做一些血液检查是必要的，可从中发现异常或发现潜在的内脏病变，查明原因，可提高治愈率，有利于白癜风病的康复。

1. 血气分析 pH 值测定，白癜风患者为 7.365 0，正常人为 7.388 8，白癜风患者血液 pH 值略低于正常人。

2. 血常规 多数白癜风患者测血常规均有贫血，白细胞及血小板减少。

3. 免疫异常 已发现白癜风患者血清中存在着多种自身抗体，包括甲状腺球蛋白、抗甲状腺微粒体、抗胃壁细胞、抗肾上腺素、抗平滑肌、抗心肌、抗胰岛素、抗血小板和抗核抗体等，阳性率为 8.2%～50%，白癜风患者血清中抗黑素细胞表面蛋白抗体的发现，对本病有重要意义，但用正常皮肤作为底物间接免疫荧光法测定阳性率低，采用培养的黑素细胞作为底物，用改良的间接免疫荧光法或免疫荧光补体结合法、免疫沉淀法、免疫印迹法阳性率大为提高，可达 50%～80%，有报道患者血清中 IgG、IgM、IgA 均较正常人升高，补体（C_3）、血清总补体活性（CH_{50}）降低，辅助性 T 细胞（TH）降低或增高，辅助性 T 细胞和抑制性 T 细胞比值改变，患者做结核菌素皮内试验、植物血凝素（PHA）皮内试验及淋巴细胞转化试验均显示低下，还有关于患者血清中可溶性白细胞介素-2 受体（SIL-2R）水平增高的报道，这些情况表明，在治疗前或治疗中做一些血液检查是必要的，可以从中发现异常或潜在的体内病变，再进一步查明有关可能的原因做对症治疗，可提高治愈率，有利于白癜风的康复。

（二）微量元素

通过对白癜风患者头发和正常人头发微量元素铜相比较，白癜风患者平均值为 8.689 8 $\mu g/g$，正常人为 10.070 3 $\mu g/g$。

（三）Wood 灯检测

临床上肉眼有时难以发现正常皮肤特别是白皙皮肤上的浅色斑，而 Wood 灯下白癜风的皮损为纯白色，与周围正常皮肤对比鲜明，界限清楚。尤其当白斑中开始出现毛囊复色时，复色初期在自然光线下表现并不明显，但可以借助 Wood 灯来观察而得以确认。

五、诊断及鉴别诊断

（一）诊断

典型白癜风易于诊断。

（二）鉴别诊断

对于早期脱色不完全，边缘模糊的损坏需与下列疾病鉴别。

1. 贫血痣　自幼发病，多见于颜面，为浅色斑，刺激摩擦局部不发红，而周围皮肤发红。

2. 白色糠疹　系真菌感染所致，治疗后可出现白斑，但数目不多，形小，非纯白色。

3. 体糠疹　多为鳞屑性减色斑，周围无色素加深的晕轮。

4. 花斑癣　损害发生于后发际、前脑、后背、上肢，为淡白色圆或椭圆形斑，边界不清，表面有细鳞屑，真菌检查阳性。

5. 白化病　为先天性非进行性疾病，常有家族史，周身皮肤、毛发缺乏色素，两眼虹膜透明，脉络膜色素消失，容易区别。

6. 麻风白斑　呈不正形，为不完全性色素减退斑，边界不清，感觉消失，有麻风等其他症状。

7. 二期梅毒白斑　发生于颈项，色不呈纯白，梅毒血清反应阳性。

8. 其他　还应与花斑癣、盘状红斑狼疮、黏膜白斑等鉴别。

六、治疗

（一）药物治疗

1. 补骨脂素（psoralen）及其衍生物　如甲氧沙林（8-甲氧补骨脂素）20～40 mg/d，服后 1～2 h 照长波紫外线或外用 1% 甲氧沙林（8-MOP）溶液后照射长波紫外线（PUVA 疗法）连用数月，有时有效。但要注意本药的毒副作用较大。或用补骨脂素注射液（补骨脂素制剂）肌注，1 次/d，2～4 mL/次。

2. 大剂量维生素　如维生素 B 族、维生素 C、维生素 P 长期服用。也有报告用氨苯甲酸（对氨基苯甲酸，PABA）内服或注射、类固醇皮质激素口服。

3. 含铜药物　有用含铜的药物等治疗本病的报道。如 0.5% 硫酸铜溶液口服，成人 10 滴/次，3 次/d（儿童酌减）。

4. 免疫调节剂　如左旋咪唑口服，成人每 2 周连服 3 d，150 mg/d，分 3 次服，连续 5～6 周，儿童酌减。或冻干卡介苗（BCG）肌注、口服牛胎盘等。

5. 皮肤刺激剂　局部涂擦，使皮肤发炎，促使色素增生。常用者有 30% 补骨脂酊、氮芥酒精（盐酸氮芥 5 mL 加 95% 酒精 10 mL）、苯酚（纯石炭酸）、25%～50% 三氯醋酸、斑蝥酊等。此法只适用于小片皮损，涂后皮损处可出现大疱。

6. 类固醇皮质激素 如 1‰曲安西龙混悬液皮损内注射。0.2％倍他米松加入 40％二甲基亚砜外涂。各种皮质激素霜剂、软膏如丙酸倍氯美松软膏、卤米松霜剂、曲安西龙尿素软膏等局部封包治疗。

（二）手术治疗

近年来有采用全层皮肤移植白癜风皮损区，愈后行 PUVA 治疗，亦有采用黑素细胞自身移植术获得成功的报道。

（三）脱色疗法

又称逆向疗法，适用于皮损面积大，超过体表面积一半以上者，可用 3％～20％氢醌单苯甲醚（monobenzyl ether of hydroquinone）霜外搽等。

（四）物理疗法

对小片皮损可用长波紫外线照射，或用 Bucky 境界线照射。

七、防护

（一）日常预防

1. 增强体质 精神放松，长期焦虑、紧张、不愉快的心情等均可激发本病，所以患者要性情开朗，豁达乐观。

2. 注意环境 住处潮湿、淋雨、风寒、暴晒、摩擦等均可能诱发白癜风。

3. 防止感染 冻疮、烫伤等外伤均有可能导致白癜风。

4. 巩固治疗 白癜风患者临床痊愈后，其免疫能力及微循环障碍方面仍未恢复正常，所以在临床痊愈后，即白斑完全消失后，应再巩固一个疗程。

（二）日常护理

1. 避免直接接触化学物质 化学物质对黑色素细胞有严重的伤害，平时应尽可能避免皮肤直接接触化学物质，特别是酚类化合物，比如橡胶、沥青、汽油等。

2. 避免强光暴晒 夏季紫外线过于强烈，过量照射肯定会加速黑色素细胞的消耗，使黑素细胞中堆积大量有毒物质，对细胞造成损伤，白癜风患者皮肤尤其敏感，所以初步要做好适当的防晒措施，不要让肌肤直接暴晒在烈日下，并运用适合肤质、适合场地的防晒品，帽子、阳伞、长袖外衣等，也能较有效地阻挡紫外线的伤害。

3. 小心皮肤的外伤 外伤和摩擦患处，会使患处情况更加严重或疾病反复发作，从事户外工作的白癜风患者要在这方面特别关注，不要让肌肤再次遭遇伤害。另外白癜风患者洗澡时，不要用力搓皮肤。

4. 挑选恰当的护肤品 挑选温和的护肤用品，含有植物美白成分的化妆水能够软化角质层，达到收敛和美白的作用，面霜能够改善苍白、暗沉的脸色，面膜则能很好地起到保湿作用。

5. 纠正不良的饮食习惯、忌口很重要 白癜风患者服用维生素 C 是无益有害的，因为它能使已形成的多巴醌立即还原成多巴，从而中断了黑素的生物合成。有人推测维生素 C 可使部分患者，特别是血清铜氧化酶活性偏低的人诱发白癜风。因此对于富含维生素 C

的食物如橘子、葡萄、山楂、猕猴桃等，应尽量少吃。日常生活也表明，过酸或过辣的食物也可能影响病情与治疗效果，不利于白癜风的治疗效果。平时多吃一些含有酪氨酸及矿物质的食物，如肉（牛肉、兔肉、猪肉、瘦肉）、动物肝脏、蛋、奶、菜（萝卜、茄子、冬笋、木耳、海带等）、豆、花生、黑芝麻、核桃等食物。

6. 加强体育锻炼，提高身体机能　白癜风患者平时要注意锻炼身体，增强体质，提高机体免疫功能，避免感冒发热、扁桃体炎、咽炎等发生而引起病情复发、加重。

第七节　晒　　斑

一、概述

晒斑又名日光性皮炎（solar dermatitis），又称晒伤（sunburn），是由于日光的中波紫外线过度照射后，引起人体局部皮肤发生的光毒反应。本病是由日光中的 UVB 强烈照射引起，约一半的 UVB 是通过大气层散射而来的，故在雾天也可发生本病。日晒伤的发病机制可能是由于光感物质发生能量的传递作用或是在光能作用下与 DNA 结合所致，也可能是细胞膜的过氧化作用致细胞损伤，其反应程度常与光线的强度、照射时间和范围、环境因素、皮色的深浅和体质的不同而有差异。对本病的研究主要在于发现致红斑炎症的化学介质，已证实的有前列腺素、组胺、血清素和激肽等。本病春夏季多见。儿童和妇女易发病。

二、病因

（一）体质因素

皮肤白而干者对日光更敏感。一般皮肤白和皮肤干燥的人比油性皮肤和皮肤黑的人对日光更敏感。此外，某些疾病可由日晒后诱发或使病情变化，最明显的是红斑狼疮。30％的红斑狼疮患者对日光敏感，这些患者要尽量避免日晒，外出应使用防晒膏、撑伞或戴宽边帽，穿浅色长袖上衣和长裤。忌服光敏性药物。

（二）紫外线照射

日光大部分由可见光组成，光谱范围为 390～770 nm，它除了有刺激眼视网膜的能力外，还有一些生物学活性，高于 770 nm 的是红外线，是不可见的热线，能使皮肤发红，在 390 nm 以下的紫外线，引起本病的是 290～320 nm 中波紫外线，皮肤反应程度因照射时间、范围、环境因素及肤色不同而有差异，热可以增加机体对紫外线的敏感性，本病的发病也与个人的易感性有关，多见于春末夏初，高原居民、雪地勘探者发病较多。

三、临床表现

当皮肤受到强烈日光照射数小时至十几小时后，于暴露的部位如面、颈、手背等处发生皮疹，根据皮肤反应轻重分为一度晒伤和二度晒伤。

一度晒伤表现为局部皮肤经日晒后出现弥漫性红斑，边界清楚，24～36 h达高峰。

二度晒伤表现为局部皮肤红肿后，继而发生水疱甚至大疱，疱壁紧张，疱液为淡黄色，自觉症状有灼痛或刺痒感，水疱破裂后呈糜烂面，不久干燥结痂，遗留色素沉着或色素减退。

日晒后第2天病情到达高峰，可伴有发热、头痛、心悸、乏力、恶心、呕吐等全身症状，1周后可恢复。

四、检查

皮肤检查可见在被照射皮肤出现边界明显的红斑，严重者可出现水肿，12～24 h达到高峰，并伴有局部灼痛或刺痛，有的可能会出现局部瘙痒。

五、诊断及鉴别诊断

(一)诊断

可根据有日晒史，暴露部位皮肤红肿或出现水疱，发病与季节关系大，自觉烧灼及刺痛感，表皮有个别坏死的角朊细胞至大片融合性坏死，真皮浅层血管扩张，血管周围少量淋巴细胞浸润来诊断。

(二)鉴别诊断

本病需与接触性皮炎和烟酸缺乏症相鉴别。接触性皮炎：有接触刺激物病史，与日晒无关，可发生于任何季节，皮疹发生于接触部位，自觉痛痒。烟酸缺乏症：除日晒外，非暴露部位也有皮疹，常伴有神经系统和消化系统症状。

六、治疗

(一)局部治疗

(1) 2.5%吲哚美辛溶液（纯乙烯醇、丙二醇、二甲基乙酰胺，比例为 19：19：12）外搽。

(2) 大疱、渗出液多时，可用2%～4%硼酸溶液、牛奶液（牛奶和水 50：5）或生理盐水（一茶匙盐溶于 500～600 mL 水中）等溶液进行湿敷，每次 15～20 min，2～3 次/d。大部分水疱可不必处理。

(二)全身治疗

(1) 抗组织胺药。用于刺痒性日晒伤。赛庚啶 2 mg，3 次/d，口服；氯苯那敏 4～8 mg，3 次/d，口服；阿司咪唑 10 mg，1 次/d，口服。

(2) 止痛药。阿司匹林 1 g，3 次/d，口服；对乙酰氨基酚 0.25～0.5 g，3～4 次/d 口服。

(3) 类固醇皮质激素。严重的晒伤可用泼尼松 10 mg，3 次/d，口服，用 2～3 d，但要在晒伤 36 h 后或更短时间内应用，有减轻红肿热痛的作用。

七、防护

经常参加户外锻炼，使皮肤产生黑色素，以增强皮肤对日光敏感性。较敏感的患者，应尽量避免日光暴晒，外出时做好防护，如打伞、戴草帽、手套等，还可以外用一些避光剂，如反射性遮光剂、15％氧化锌软膏、5％二氧化钛乳剂、5％对氨基苯甲酸乳剂或酊剂、10％萨罗软膏等，可于暴晒前 15 min 搽在暴露部位的皮肤上。加强皮肤营养，平时多食新鲜果蔬，适量吃点脂肪，以保证皮肤的足够弹性，增强皮肤的抗皱活力。维生素 C 和维生素 B_{12} 能阻止和减弱机体对紫外光的敏感性，并可促进黑色素的消退，恢复皮肤的弹性，故夏季应多食富含多种维生素的食品。避免食用光敏性食物，以避免旧病复发。

第八节　反　弹　斑

一、病因

由于使用果酸、激素、换肤等功效性的产品损伤了黑色素细胞的结构和功能，导致黑色素细胞分泌功能紊乱。

二、临床表现

大面积或全脸的深层和表浅的黑色素沉着，色素斑呈细网状到斑片状，初期淡红，后转为暗黑色，尤以额头及下巴部最显著，于正常皮肤无明显界限。

三、诊断

祛斑之前是没有的，并且不同于雀斑和真皮斑。

四、治疗

（一）治疗要点
必须选择强效的修复，而非祛斑。

（二）注意事项
因反弹斑本身是祛斑等损伤所致，若继续使用功效性产品，只会加重皮肤损伤，虽然可能会使反弹斑短暂消退，但最后会导致反弹斑更加严重，只有当皮肤的各种损伤得到良好的修复后，黑色素细胞分泌功能逐渐恢复健康，反弹斑才可随之消退。

第六章　日光性皮肤病

第一节　多形性日光疹

一、概述

多形性日光疹亦称多形性光敏疹，系光变应性反应，为反复发作的慢性多形性光感性皮肤疾患。好发于青年女性，也可发生于幼儿和中老年时期，春夏季多发，常在日晒数小时内自觉瘙痒，数日后出现皮损，皮损形态多样，临床表现常为曝光部位小丘疹和丘疱疹，也可见水肿性红斑、大丘疹或斑块，患者自觉瘙痒显著，一般全身症状轻微，易反复发作，病程长短不一。

二、病因

多形性日光疹是多种原因引起的迟发性光变态反应，与多种光致敏物有关。有报告表明同卵双胞胎姐妹可同时发病，似与遗传因素有关。本病女性易发病，妊娠似可影响疾病的过程。此外，对本病活动期患者检查发现血中锌、铜降低，锰增高，已知这些微量元素参与 DNA 损伤的切除、修复过程。

三、临床表现及分型

（一）临床表现

皮疹出现在阳光直接照射的暴露部位，面部、颈部、手臂、手背处最多见。不同患者的皮疹外形各不相同，但同一个患者每次发作的皮疹是相同的。每次出现日光疹持续 3～5个月。

（二）分型

根据皮疹形态分为湿疹型、斑块型。

1. 湿疹型　此型最为多见，表现为皮肤发红、肿胀，表面可见密集的针头至米粒大小丘疹、水疱，严重时水疱出现糜烂、结痂及脱屑，症状与湿疹的表现相似，同样也有剧烈瘙痒。反复多次发作者，皮肤增厚、皮纹变粗，摸上去比较粗糙。

2. 斑块型　皮疹为红色或暗红色的片状，也可以是稍隆起的斑块，直径有 20～25 mm，出现皮疹的同时还会伴有剧痒。病情比较严重而且持续时间较长时，还可出现周围毛细血管扩张、皮肤颜色改变症状。皮疹消退后会留有色素沉着。

四、检查

光斑试验阴性，紫外线红斑反应试验呈异常反应。必要时行组织活检。

五、诊断及鉴别诊断

确诊多形性日光疹比较容易，通常医生根据疾病的季节性、每年复发、皮疹特点及发痒等特征，就可以确诊。但应注意有些疾病与多形性日光疹比较相似，如湿疹、红斑狼疮等，需要鉴别。

六、治疗

（一）药物治疗

1. 氯喹　硫酸羟基氯喹对眼毒性较轻，更适合于每年6—8月份重复治疗。

2. 对氨苯甲酸（PABA）　一般需连服6周。

3. 烟酰胺　连服2周。

4. 酞胺呱啶酮（沙利度胺，反应停）　口服半个月即出现疗效，疾病控制后减量或停药。孕妇禁用，生育期妇女慎用。

5. 糖皮质激素　短程应用的适应证为严重急性加剧阶段，但应避免长期用药。常用泼尼松。

6. 硫唑嘌呤　患者情况极其严重或使用光化学疗法（PUVA）等其他治疗无效时，可服硫唑嘌呤。

7. 雷公藤片或昆明山海棠片　有较好的疗效。

8. β-胡萝卜素（Solatene）　目前对此药疗效评价不一。

（二）光化学疗法（PUVA）

PUVA对本病预防性治疗有效，其机制为引起角层增厚和皮肤晒黑，PUVA也有一定的免疫学作用。若因补骨脂素的不良反应而不能连续使用PUVA疗法时，可采用UVA＋UVB联合治疗，效果亦佳。应注意有时可使重症患者皮疹加重。

（三）外用遮光剂

患者应该避免日晒和应用遮光剂。含有PUVA酯（如7％辛基二甲基对氨苯甲酸酯）和二苯甲酮的洗剂和霜剂是最有效的，水杨酸和肉桂酸盐亦有效。这些化合物可吸收UVB，故可作UVB防护。二苯甲酮尚能遮蔽UVA。其他如二羟丙酮、萘醌洗剂对紫外线和可见光均有良好的防护作用。反射型的遮光剂如二氧化钛和氧化锌亦有效。

第二节　慢性光化性皮炎

一、概述

慢性光化性皮炎是一种主要发于曝光部位的慢性皮炎和湿疹性疾病，是最常见的特发性光照性皮肤病之一。其病多发于 50 岁以上男性,皮损表现为弥漫性鲜红色略带水肿性斑疹,伴有散在红色小丘疹或小水疱。严重时皮损糜烂,往往有渗液,反复发作后呈现浸润增厚的斑块。前额皮损增生呈结节状斑块而使松弛的皮肤皱纹减少,有时面部损害呈"狮面状"外观。

二、发病机制和病理变化

(一)发病机制

免疫调节功能紊乱、色氨酸代谢障碍导致内源性光敏物犬尿酸过多,过敏性素质及细胞敏感性增高等。此外,中老年患者皮肤组织细胞中氧自由基形成增多导致的老化现象使外来变应原不易被排除,也促使光敏性增强。也有学者提出本病所见异常光敏感是皮肤成纤维细胞对紫外线的易感性增强所致。

(二)病理变化

皮肤组织病理变化主要视损害存在时间和活动性而有所不同。早期表现为非特异性皮炎改变,如表皮灶性或弥漫性角化不全,无或轻度棘层增厚,表皮嵴稍增宽、伸长,常见表皮内海绵形成;真皮血管周围有淋巴细胞浸润,并可侵入表皮层。晚期改变呈皮肤 T 细胞淋巴瘤样或假性淋巴瘤表现,真皮血管周围细胞浸润范围较广、数量较多,灶性分布或密集成片,浸润细胞有淋巴细胞、组织细胞、嗜酸性粒细胞和肥大细胞,并出现不典型淋巴细胞及 Sezary 样细胞。

三、诊断

(一)临床表现

(1)面、颈、头皮等光暴露部位出现慢性湿疹或假性淋巴瘤样损害,表现为持久性水肿性红斑、丘疹、丘疱疹,可伴浸润性丘疹或斑块,避免光敏物接触后仍存在慢性持久性光过敏状态达 3 个月以上。

(2)非曝光部位最小红斑量试验显示对 UVB、UVA 异常敏感,部分对可见光也敏感,部分患者光激发试验和光斑贴试验阳性。

(3)组织病理类似慢性湿疹和(或)假性淋巴瘤表现。

(二)检查

(1)光试验:在非光暴露区域(前臂屈侧或背部)分别测定对 UVA 和 UVB 的最小红斑量(MED)。

(2)光斑贴试验:选择常见光变应原或与患者相关的可疑光变应原进行检测。

(3)血尿卟啉检测。

(4)血液学检查:肝肾功能、电解质、血糖、ANA、ENA、IgE,必要时做硫代嘌呤甲基转移酶检查。

(5)皮肤组织病理学检查,必要时免疫组织化学检查及直接免疫荧光检测。

(6)外周血异型淋巴细胞检测。

四、治疗

（一）防光措施

所有确诊患者必须终身采取恰当的、有效的防光措施。

1. 物理性防光措施　严格避免日光照射，白天尽量减少外出，尤其上午 10 点到下午 4 点段；外出时戴宽沿帽子或撑伞，穿戴具有防护作用的衣服、手套，戴遮阳镜；避免人工紫外线光源（如灭菌灯、日光灯、电焊弧光等）。

2. 正确使用遮光剂　选择宽谱、高效、低致敏性遮光剂（建议选用 SPF 值大于 20，PA 值＋＋～＋＋＋的防晒产品）。遮光剂使用需达到一定标准，一般应当不少于 2 mg/cm^2，涂抹后 15～30 min 才开始起效。阴天仍然存在 UVA，也应该涂抹遮光剂防护。

（二）避免致敏原

（1）避免接触常见的光感性物质，如柠檬油、檀香油等香料；依沙丫啶、亚甲蓝、依红等染料；四氯水杨酰胺（TSCA），硫柳汞等防腐剂。避免服用光敏性药物，如喹诺酮类、磺胺类、氯霉素类、四环素类抗菌药；氢氯噻嗪等利尿剂；水杨酸类抗炎镇痛药；氯磺丙脲、格列吡嗪等降糖药；抗抑郁药和吩噻嗪类抗精神病药等。防止食用光感性食物，如泥螺、竹虱等动物和富含呋喃香豆素的蔬菜植物。

（2）应用接触变应原和光敏物进行斑贴试验和光斑贴试验，以尽可能明确致敏原。

（3）严重者必要时通过改变工作和生活环境控制病情。

（三）具有光防护和治疗作用的药物

口服大剂量烟酰胺、β-胡萝卜素或氯喹、羟氯喹、沙利度胺（反应停）。用药时机和疗程视病情和对 UV 的敏感度而定。氯喹、羟氯喹、反应停在症状控制后需减量维持治疗一段时间。

（四）局部治疗

治疗原则与慢性湿疹相同，包括外用糖皮质激素和钙调磷酸酶抑制剂。但应当注意面部损害选用糖皮质激素需慎重，注意选择较为安全的药物和剂型，并且治疗时间不应过长。

（五）抗组胺药

在瘙痒剧烈时可选用第二代 H$_1$ 受体拮抗剂，疗程视病情而定。

（六）糖皮质激素

仅在急性加剧期、上述药物治疗控制不佳时使用。疗程视病情而定，但不建议长期使用，病情控制后需逐步减量。糖皮质激素使用期间酌情采取辅助用药，如保护胃黏膜、降糖、降压药物等。

（七）免疫抑制剂

可选用硫唑嘌呤、环孢素等。对糖皮质激素减量困难、易复发或反弹的患者使用。疗程视病情而定，病情控制后需减量维持治疗一段时间。

（八）光疗

可选窄波 UVB 或 PUVA 脱敏治疗，照射剂量、疗程据治疗反应而定。急性加剧、有明显渗出的患者不能使用。

第三节　光线性肉芽肿

一、概述

光线性肉芽肿病是 1975 年由 O'Brien 提出的。他认为这是一种由于经常遭受日光暴晒引起的慢性肉芽肿。在热带或亚热带易见，我国曾报告 5 例。中年以上农民在夏季发病较多。性别无差异。

二、病因

病理变化以弹性纤维溶解性肉芽肿为主，即在病变浸润区内的弹性纤维消失，并被巨噬细胞吞噬。初起皮疹表皮正常，陈旧皮疹表皮萎缩。环状皮疹的周围皮肤真皮内有大量弹性纤维变性、变粗、卷曲，HE 染色呈蓝色（正常的弹性蛋白和胶原纤维染成红色）。环状皮疹隆起部位有异物巨细胞吞噬变性的弹性纤维现象。在大的异物巨细胞间，有较小的巨细胞、组织细胞、浆细胞和淋巴细胞。皮疹中部有少数孤立的变性弹性纤维。皮肤附属器和皮下组织均无明显改变。

三、临床表现

在日光照射的皮肤上初发单个或群集的小丘疹或结节，正常皮色、淡红或暗红色，逐渐扩大增多，形成斑块，中央凹陷呈环状或不整形，边缘光滑，具珍珠样色泽，呈堤状隆起。环的直径在 0.5~4 cm 或以上，3~5 个至数十个不等，质较韧，略具浸润，表面无鳞屑，无角化现象，环中皮肤外观正常或轻度萎缩。各环可相互融合，但不发生溃疡。好发于额、颈、胸、上肢或后背等。过程慢，自数月到数年。中年以上者多见，经常在室外作业者易发或症状增剧。多无自觉症状，或有轻痒。可以自然缓解。

四、诊断及鉴别诊断

（一）诊断

根据皮肤上大小不等、健皮色、淡红或暗红色堤状隆起的环状损害，好发于面颈部，夏季易见，有长期日晒史和病理变化特征即可确诊。

（二）鉴别诊断

1. 环状肉芽肿　临床表现相似，但病理变化不同，真皮中部有胶原变性，罕有巨细胞。

2. 结节病 结节呈淡红、青红或红褐色，压诊见淡黄褐色斑，表面附细小鳞屑，皮疹消退后留淡褐色色素沉着。常伴发眼、骨骼或其他内脏病变。Kveim 试验阳性。

3. 类脂质渐进性坏死 皮疹与日晒无关，好发小腿伸侧，为黄红色不规则浸润斑块；病理上有巨细胞，但细胞内无弹性纤维颗粒。

五、治疗

避免日光直接暴晒，给予口服羟氯喹，2 次/d，糠酸莫米松乳膏艾洛松或氯倍他索乳膏外用，2 次/d。应用遮光剂及对症处理。

第七章 皮肤附属器疾病

第一节 痤 疮

一、概述

痤疮俗称青春痘、粉刺、暗疮，是一种毛囊皮脂腺的急性或慢性炎症。有黑头、丘疹、脓疱、结节、脓肿、囊肿和瘢痕等多种损害，好发于面部和胸背部。本病又称青年痤疮，多发生于青春期男女，常伴有皮脂溢出。青春期过后，大多痊愈或减轻。

二、病因及病理

（一）病理

痤疮是一种多病因性疾病，其发病机理目前尚未完全清楚。可能由于青春期雄性激素增多，特别是双氢睾酮的增加，使皮脂分泌增多，同时使毛囊皮脂腺导管角化栓塞，导致皮脂瘀积于毛囊内而形成脂栓，即所谓粉刺黑头或白头。毛囊内的痤疮杆菌，在富有营养并相对缺氧的环境内繁殖较快，并产生溶脂酶、蛋白分解酶和透明质酸酶。溶脂酶分解皮脂中的甘油三酸酯使其成为游离脂肪酸。游离脂肪酸、蛋白分解酶和透明质酸酶能破坏毛囊壁，使毛囊内含物进入真皮，从而引起毛囊皮脂腺的炎症反应。此外，与毛囊内寄生痤疮丙酸菌、体内微量元素特别是锌的缺乏或相对不足及遗传也可能有一定关系。

（二）病理变化

（1）皮脂腺肥大，毛囊漏斗部及皮脂腺导管开口处角化过度，毛囊扩大，于毛囊口处形成黑头，黑头由角质细胞和皮脂组成。

（2）毛囊周围有以淋巴细胞为主的炎性浸润，形成炎性丘疹。黑头阻塞引起的毛囊内外继发感染，可出现脓疱。黑头或脓疱穿破毛囊壁进入真皮，可引起异物肉芽性反应，而形成结节。结节继发感染，形成脓肿。长期炎性反应可使毛囊和皮脂腺遭到破坏发生纤维化，而形成瘢痕。

三、临床表现

（一）症状

（1）初起损害多为粉刺，可分为黑头粉刺和白头粉刺。黑头粉刺亦称为开放性粉刺，为明显扩大毛孔中的小黑点，略高于皮面，是阻塞于毛囊口部的脂栓，其上端的黑点，系表皮排出的黑色素所致。加以挤压，可见有头部呈黑色而体部呈黄白色半透明的脂栓排出。白头粉刺亦称封闭性粉刺，为皮肤色或略红色小丘疹，约针尖至针头大小，毛囊开口不明显或较狭窄，无黑头，不易挤出脂栓，较易引起毛囊周围炎症。皮疹顶端可出现小脓疱，破溃或吸收后遗留暂时性色素沉着或小凹状疤痕。少数严重者，除黑头粉刺、丘疹、脓疱外，尚可见蚕豆指甲盖大的炎性结节或囊肿。囊肿可化脓，形成脓肿，破溃后常形成窦道和疤痕。各种损害大小深浅不一，往往以其中一二种损害为主。

（2）皮疹主要发生于颜面，尤其是前额、双颊部、颏部，其次是胸背部、肩部皮脂腺丰富区，偶尔也发生在其他部位。分布对称，颜面中央尤其鼻部及眼眶周围常不受侵犯。

（二）体征

多数患者无自觉症状，若炎症明显时可出现疼痛及触痛。

（三）临床分型

1. 丘疹性痤疮 皮损以炎性丘疹为主。丘疹中央可有一个黑头粉刺或是顶端未变黑色的脂栓。

2. 脓疱性痤疮 皮损以脓疱、炎性丘疹为主。脓疱多发生于丘疹顶端，破溃后可流出黏稠的脓液。

3. 囊肿性痤疮 形成多数大小不等的皮脂腺囊肿，常继发化脓感染，破溃流脓，形成窦道及瘢痕。

4. 结节性痤疮 脓疱性痤疮炎症部位较深，形成厚壁的结节，呈淡红色或紫红色，大小不等，深浅不一。位置较深的可有明显的隆起，呈半球形或圆锥形。若长期存在，有的逐渐吸收，有的化脓破溃形成瘢痕。

5. 萎缩性痤疮 丘疹或脓疱性损害破坏腺体而引起小的凹坑状萎缩性瘢痕。

6. 聚合性痤疮 损害多形，有很多的粉刺、丘疹、脓疱、囊肿、脓肿及窦道、瘢痕（萎缩或增生性瘢痕）集簇发生，迁延不愈。

7. 恶病质性痤疮 损害为针头至蚕豆大的暗红色或紫红色丘疹、脓疱或结节，质柔软，并含有脓液及血液。不感疼痛，进展缓慢，经久不愈。多见于身体虚弱的患者。

四、检查

组织病理：毛囊丘疹示毛囊周围有显著的淋巴细胞浸润，以 CD3 及 CD4 为主，部分毛囊壁破裂，并在毛囊内形成脓疱，主要含有中性粒细胞，毛囊周围的浸润可发展成囊肿，其中除大量中性粒细胞外尚有单核细胞、浆细胞和异物巨细胞，在巨细胞附近常见角蛋白颗粒，在愈合过程中，炎症浸润为纤维化所取代，黑头粉刺内含角化细胞、皮脂和某些微生物，在一般切片中因固定作用而去除了脂质，只能看到角化细胞，粉刺的顶部呈黑色是由黑色素所致。

检查病损形态，分布，有无丘疹、脓疱、黑头粉刺、结节、囊肿、瘢痕等。

五、诊断及鉴别诊断

(一)诊断

本病常见于青年男女,多在青春期开始发生。痤疮以面、上胸、背部等处的粉刺、丘疹、脓疱等皮损为主要症状。

1. 粉刺 初起为粟粒或针孔大小丘疹,呈与毛囊口一致的圆锥状,毛囊口有栓塞,头黑体白的半透明状,挤压时可排出。

2. 丘疹 皮脂腺口完全闭塞,形成丘疹,中央有黑头粉刺,可形成炎症性或非炎症性的丘疹。

3. 脓疱 在丘疹的基础上感染,发生在丘疹顶部有脓疱,破溃后流出黏稠的黄色脓液。

4. 囊肿 皮损周围形成大小不等的皮脂腺囊肿,正常皮色或暗红色,按压时有波动感,顶端可有黑头,挤压时可有血性或胶状分泌物排出。

5. 结节 炎症较深时,脓疱壁加厚,形成淡红或紫红的结节,或者隆起呈半球或圆锥形,可长久存在,亦能被逐渐吸收,亦有出现溃脓结疤或成窦道者。

以上诸种皮损,可数种同时存在,亦能互相转化,多数患者伴有皮脂溢出。多数患者无自觉症状,若炎症明显时可引起疼痛及触痛。

(二)鉴别诊断

1. 溴、碘引起的药物疹 有用药史,皮损为全身性,没有典型的黑头粉刺,发病年龄不限。

2. 酒渣鼻 多于中年时期发病,尤以中年女性多见。皮损只发生于面部,且以中央部为主。损害较单纯,常为弥漫性红斑、丘疹、脓疱及毛细血管扩张。

3. 职业性痤疮 常见于与焦油、机油、石油、石蜡等经常接触的工作人员,可引起痤疮样皮炎,损害较密集,可伴毛囊角化,除局部外,尚可见于手背、前臂、肘部等接触矿油部位。

4. 颜面播散性粟粒狼疮 多见于成人,损害为棕黄色或暗红色半球状或略平的丘疹,对称分布于颊部、眼睑及鼻唇沟,在下眼睑往往融合成堤状,病程缓慢。用玻片按压丘疹时可显示出黄色或褐色小点。

六、治疗

应改变饮食习惯,少食脂肪及糖类,避免饮酒及其他刺激性食物,多吃蔬菜及水果。常用温水和肥皂洗涤患处,不用手挤压损害,可用器械压出黑头粉刺。避免使用含油脂较多的化妆品和长期使用碘化物、溴化物及类固醇皮质激素等药物。

(一)内用药

1. 抗生素类选用

(1) 罗红霉素,0.25 g,2 次/d,连用 15 d。

（2）甲硝唑，0.2 g，3 次/d，连用 15 d。

（3）阿奇霉素，首日 500 mg，以后 250 mg/d，连用 7 d。

2. 维生素类

（1）维生素 B 族：常用维生素 B 约 220 mg，3 次/d，连服 2 个月。

（2）复合维生素 B，每次 2 片，3 次/d，口服。

3. 内分泌制剂

（1）性激素：①己烯雌酚 1 mg，1 次/d，10 d 为 1 个疗程；若为女性患者，要在月经后第 5 天开始使用。②绒毛膜促性腺激素 500～1 000 U，每周 2 次肌肉注射或每周 1 次肺俞穴封闭。③黄体酮 10 mg 和 5 mg，分别在月经来潮前 10 d 和前 5 d 肌肉注射，对某些月经前痤疮症状加重的女患者常有效。④口服避孕药物。性激素制剂不宜长期使用，有引起月经紊乱和男性乳房发育等副作用。

（2）抗雄性激素：①螺内酯片，每次 20 mg，3 次/d，连服 1 个月。②西咪替丁片，每次 0.2 g，3 次/d，连服 1 个月。

4. 锌制剂　目前有甘草锌胶囊，每次 0.5 g，3 次/d，饭后服，连服 1 个月；硫酸锌片，2 片/次，3 次/d，口服；葡萄糖酸锌片，每次 35 mg，3 次/d，饭后服，连用 1 个月等。

5. 中成药

（1）黄连上清片：4 片，3 次/d，连用 7～10 d。

（2）三黄片：4 片，3 次/d，连用 7～10 d。

（二）外用药

1. 硫黄和间苯二酚制剂　常用的有复方硫黄洗剂、5%硫黄霜、硫新霜和 2%间苯二酚酊剂。

2. 抗生素类　1%红霉素酒精、肤炎宁搽剂、1.5%红霉素洗剂或溶液、1%氯霉素间苯二酚酒精、2%氯霉素水杨酸酒精等，连用 1～2 月。

3. 过氧化苯甲酰　5%～10%过氧化苯甲酰乳剂，连用 1～2 个月。亦可与维 A 酸或抗生素类联合外用，既可增强疗效，又可减少副作用。

4. 维 A 酸类　0.05%维 A 酸霜或酒精，外搽 1～2 次/d，若局部有明显刺激现象可暂停外用 1～2 d，然后继续使用，可连用 1～2 个月。

（三）其他疗法

1. 皮损内注射疗法　曲安西龙混悬液 0.05～0.1 mL（10 mg/mL），加普鲁卡因少量，做结节、囊肿损害内注射，每次间隔 1～2 周，注射数次。

2. 紫外线（红斑）照射或液氮冷冻（喷雾法或点涂）　适应于结节性或囊肿性痤疮。

3. 激光照射　氦氖激光机 25 mW 扩束照射，每区 5～10 min，每次 20～30 min，1 次/d，10 次为 1 疗程。

4. 面膜和倒模　面膜是由药物与聚乙烯醇等有机物结合而成的，方法为涂少许成膜剂于面部，约 1 h 将膜揭去，根据病情可 2～3 d 用 1 次。倒模则是将按摩、药物及石膏倒膜塑形按一定程序进行的治疗方法。目前较多地使用具有美容护肤作用的中药或某些天然植物。

5. 自血疗法 抽自身肘静脉血 5 mL，立即臀部肌注，每周 1 次，4～7 次为 1 个疗程。

6. 冷冻疗法 以喷射法为主，喷口距皮损 0.5～1 cm，非炎性丘疹 1～2 s、炎性丘疹 2～3 s、结节囊肿 3～5 s，均以治疗后不起疱为度，每周 1 次。

7. 磨削术 主要用于治疗痤疮遗留的凹陷性瘢疤。

8. 美容法 可选用控油类护肤品。

第二节 脂溢性皮炎

一、概述

脂溢性皮炎是指皮脂腺分泌功能亢进，表现为头皮多脂、油腻发亮、脱屑较多，在皮脂发达部位较易发生，是发生在皮脂溢出基础上的一种慢性炎症，损害为鲜红或黄红色斑片，表面附有油腻性鳞屑或痂皮，常伴有不同程度瘙痒，成年人多见，亦可见于新生儿。

二、病因及发病机制

脂溢性皮炎的发病机制可能与遗传、免疫、神经、激素及环境因素等有关。皮脂成分异常和皮脂分泌过多是脂溢性皮炎的发病基础，在这一基础上可出现马拉色菌数量增多，尤其以马拉色霉菌属和马拉色菌的增加最为明显，促使局部发生炎症。近年来，研究报道，脂溢性皮炎的发生与卵圆形糠秕孢子菌的异常增多关系密切，原发卵圆形糠秕孢子菌感染及机体对卵圆形糠秕孢子菌代谢物发生免疫反应的基础上发生脂溢性皮炎。对热带、亚热带地区青少年脂溢性皮炎的现患情况采用横断面问卷调查方法收集脂溢性皮炎的流行病学资料。结果显示，中学生脂溢性皮炎总患病率为 10.17％；男性与女性发病率比较，女性发病率高于男性，差异有显著性意义；由多因素 Logistic 回归分析可知年龄、性别、在发病地居住年数、便秘、腹胀、经常排气、腹部常疼痛或不适、常食煎炸及辛辣食物、汗毛和（或）胡须多、腋毛多、胸部和面部皮肤油腻是脂溢性皮炎的危险因素。消化道功能紊乱与脂溢性皮炎的发生密切相关，脂溢性皮炎的患者常有多汗、脉搏不稳定、神经兴奋性增高、腹泻或便秘等自主神经功能及胃肠道功能紊乱的临床症状。

三、临床表现

脂溢性皮炎依据其临床表现不同可将其分为出现炎症的脂溢性皮炎和非炎症性的头皮屑两种。前者是指头部、颜面中央部和上背部等脂溢部位出现油腻性鳞屑，且同时伴有明显的炎症反应，其典型临床表现为油腻性鳞屑及红斑，一般会扩展到发际边和耳后，可伴有或不伴不同程度的瘙痒。而非炎症性的头皮屑则临床表现为肉眼可见轻重不等的头皮鳞屑的异常增多，呈糠样鳞屑，不伴有头皮的炎症反应。脂溢性皮炎发于面部的，常可累及眼睑缘、眉弓、鼻唇沟及胡须区域，临床表现以油性屑和红斑为主。睑缘炎则临床表现为眼睑边缘红斑及白色的鳞屑，症状会随着继发细菌感染而出现脓疱，甚至溃疡。发于躯干部的脂溢性皮炎临床表现为在皮脂溢出部位及间擦部位可见在红斑基础上的油性屑，同时可伴有或不伴玫瑰糠疹样皮损。特殊性的脂溢性皮炎临床表现仅为慢性睑缘炎，或者仅可见慢性外耳道炎，部分病例可因皮疹发展而成红皮病。

（一）头皮

开始为小片状白色糠秕状或油腻性鳞屑性斑片，以后扩展融合成边界清楚的大斑片，基底稍红，轻度瘙痒，重者表现为油腻性鳞屑性圆形斑片，可伴有渗出和厚痂或以毛囊为中心的红色丘疹，严重者全头皮均覆有油腻性臭味的厚痂，伴有脱发。

（二）面、耳、耳后及颈

常由头部蔓延而来，呈黄红色或油腻性白色鳞屑及痂皮，眉及其周围有弥漫性红斑、脱屑，眉毛因搔抓而稀少，眼睑受累呈睑缘炎，严重者可呈糜烂性溃疡，愈后遗留瘢痕，耳后有糜烂、潮红和皲裂，可为单侧或双侧，多见于女孩及青年女性，脂溢性外耳炎多见于老年患者。

（三）胡须

见于中年男性，毛囊口轻度红肿，有小的浅褐色结痂，常称为须疮，顽固难治，有的表现为毛囊口脓疱并有油腻性鳞屑，基底周围鲜红，引起毛囊破坏与瘢痕形成，亦可有头皮及耻骨同时累及。

（四）躯干

常见于 20 岁以上的男性，好发于前胸和肩胛骨间，开始为小的红褐色毛囊性丘疹，上覆油腻性鳞屑，逐渐形成经过中，中心可治愈形成细糠状鳞屑，边缘有暗红色丘疹及较大的油腻鳞屑的环状斑片。另一种玫瑰糠疹样的脂溢性皮炎，为圆形或椭圆形淡黄色或暗红色斑片，只有细小边缘性鳞屑，边界明显，中心痊愈，形成环状损害。

（五）皱褶部

常见于腋部、腹股沟、乳房下和脐窝，多见于 30～50 岁，尤其是肥胖的中年人，皮损表现为边界清楚的红斑，上有油腻性鳞屑，如播散性摩擦性红斑样裂隙、肿胀，由于局部多汗，易继发感染，或不当的治疗可使皮损发展；生殖器被累及时，可形成圆形的红斑和鳞屑及皮肤剥脱，呈现亚急性湿疹样或慢性苔藓样红斑如银屑病样表现，无典型的脂溢性皮炎的特征。

（六）四肢

四肢的伸侧较屈侧多见，表现为黄红色或淡红色斑块，由于搔抓，可形成糜烂而似湿疹。

（七）婴儿脂溢性皮炎

出生后 2～10 周婴儿，头皮、前额、耳、眉、鼻颊沟及皱褶等处出现圆形红斑，边界清楚，上覆有鳞屑，红斑可扩展融合并有黏附油腻性黄痂，间有糜烂渗出，炎症比较显著，对称发生，微痒，一般患儿可在 3 周到 2 个月内痊愈，若持续不愈，常与婴儿异位性皮炎并发，也可继发细菌感染或念珠菌感染，婴儿无成人的毛囊损害与皮脂溢出。

四、检查

皮损部分主要出现在头皮、眉弓、鼻唇沟、面颊、耳后、上胸、肩胛间区、脐周、外阴和腹股沟等部位。初期表现为毛囊周围炎症性丘疹，之后随病情发展可表现为界限比较清楚、略带黄色的暗红色斑片，其上覆盖油腻的鳞屑或痂皮。自觉轻度瘙痒。发生在躯干部的皮损常呈环状。皮损多从头皮开始，逐渐往下蔓延，严重者可泛发全身，发展为红皮病。

五、诊断及鉴别诊断

（一）诊断

脂溢性皮炎在临床上变化多端，有的进展缓慢，反复发作，有的可局限于头部，有的分布于其他部位或全身，由于瘙痒，搔抓可造成红皮病、毛囊炎、疖肿、淋巴结炎等，亦有处理不当而引起接触性皮炎或湿疹样变。在皮脂溢出区出现油腻鳞屑性黄红色斑片，边界清楚，自觉瘙痒，慢性经过，诊断较易。

中医病机及辨证：中医认为，该病为先天禀赋异常或过食膏粱厚味，湿热内蕴，兼感风邪，郁于肌肤，湿热上蒸（油性脂溢）所致；或饮食不节，导致气血亏少，血虚而燥，肌肤失养（干性脂溢）而成。

（二）鉴别诊断

1. 头面部银屑病 损害分散成片状，境界分明，鳞屑很厚，触之高低不平，头发不脱落，短发聚集而成束状，重者损害可连成大片，扩展至前发际处，侵及前额数厘米，刮去鳞屑有薄膜现象（即将鳞屑刮除，其下为一红色发亮的薄膜）及出血现象（即轻刮薄膜可出现散在小出血点），薄膜现象和出血现象是银屑病损害的重要特征。

2. 玫瑰糠疹 好发于颈、躯干、四肢近端，呈椭圆形斑疹，中央略带黄色，边缘微高隆起，呈淡红色，上附白色糠秕样鳞屑，初起为单个损害，称为母斑；母斑渐大，直径可达 2～5 cm 或更大，有时可有 2～3 个母斑同时出现，1～2 个月后陆续出现较小的红斑，发生于躯干处，皮疹长轴与皮纹一致，一般 4～6 周可自行消退，不复发。

3. 体癣损害 边缘隆起而狭窄，境界清楚，有中央痊愈向周围扩展的环状损害，瘙痒明显，患者往往有手足甲癣的病史。

4. 红斑性天疱疮 主要分布于面、颈、胸背正中部，开始在面部有对称形红斑，上覆鳞屑及结痂，颈后及胸背部红斑基础上有水疱出现，破裂后形成痂皮，尼氏征阳性。在疱顶施加压力，可见疱液向周围表皮内渗透；牵拉疱壁之残壁，引起周围表皮进一步剥脱；更为重要的是外观正常的皮肤也一搭即破。

5. 酒渣样皮炎 不累及头皮部位，眉毛及鼻唇沟不是好发部位，多有长期外涂激素制剂的用药史。

六、治疗

婴儿脂溢性皮炎通常有自愈倾向，成年人脂溢性皮炎则常为慢性复发性过程，通常需要长期反复医治。

（一）一般处理

生活规律，睡眠充足，调节饮食，多吃蔬菜，限制多脂及多糖饮食，忌饮酒及辛辣刺激性食物，避免精神过度紧张。

（二）外用药

1. 糖皮质激素　主要用于炎症较重的皮损，可外涂中效或强效糖皮质激素制剂，疗效好，但不宜久用，尤其是在面部。低效糖皮质激素（如氢化可的松）制剂作用较弱，适用于婴幼儿。

2. 抗菌药　外涂 2% 红霉素软膏或凝胶、5% 甲硝唑霜或含 1% 氯霉素和 0.1% 地塞米松的霜剂。

3. 硫化硒洗剂　具有杀灭真菌和抑制细菌生长的作用，还可减少皮脂分泌及皮脂中脂肪酸的含量。

4. 巯氧吡啶锌洗剂　巯氧吡啶锌洗头剂的浓度为 1%～2%。除外用于头皮外，还可用于其他部位，如面部、眉弓部和躯干部。不用于睑缘，以免刺激眼睛。把该药涂于患处，停 1～2 min 后用清水洗去。外涂 1～2 次/d，当症状已获控制，改为 1 次/d 即可，但必须坚持下去，以免复发。该洗头剂对表皮细胞的增殖有抑制作用。此外，还有广谱抗菌作用，并能抑制卵圆糠秕孢子菌生长。

5. 抗真菌制剂　抗真菌制剂特别是咪唑类的药物有较好的疗效。通常使用含酮康唑（2%）、伊曲康唑、益康唑、克霉唑、咪康唑、奥昔康唑、异康唑或环吡酮胺的洗发剂或霜剂及特比萘芬（1%）制剂。抗真菌制剂除抗真菌外，还有抗炎、抗菌和抑制细胞壁脂质形成等多种作用。

6. 硫黄和（或）水杨酸洗剂及其他　硫黄和（或）水杨酸具有抑菌、除屑作用，对本病有一定疗效，但比不上巯氧吡啶锌和硫化硒，且刺激性大。煤焦油制剂有抗炎、抗菌和抗核分裂作用，但有色、有臭味和有刺激性，故通常仅用于头皮。

（三）内用药

1. 抗雄性激素

（1）螺内酯片：每次 20 mg，3 次/d，连服 1 个月。

（2）西咪替丁片：每次 0.2 g，3 次/d，连服 1 个月。

2. 锌制剂　用法同痤疮的治疗。

3. 中成药

（1）黄连上清片：4 片，3 次/d，连用 7～10 d。

（2）三黄片：4 片，3 次/d，连用 7～10 d。

4. B 族维生素　包括维生素 B_2、维生素 B_6 和复合维生素 B，长期内服，对本病有一定的好处。

七、预防

（一）饮食调整

调整饮食在减少皮脂溢出性皮肤病的发生及发作上具有重要意义，避免食用辛辣、油腻、油炸、高糖分的食物，不饮酒、咖啡，少饮浓茶，多摄取水果、蔬菜等，饮食以清淡为主。

（二）注重皮肤护理

选择温和但清洁力较强的洁面产品，不要频繁洗脸以避免刺激皮脂过度分泌，不要长期使用单一过冷或过热的水清洁面部，洗脸水温以 25～38℃ 为宜。控油兼有保湿的医学护肤品是皮脂溢出性皮肤病的最好选择。注意防晒，日晒会加重该类疾病。避免用手去挤捏和搔抓粉刺、丘疹或脓疱，以防加重感染或脓疱破溃吸收后形成瘢痕和色素沉着，影响美观。避免使用油脂较多和粉质过多的化妆品，避免长期使用糖皮质激素、碘化物及溴化物。

（三）生活方面

保持心情舒畅，保持有规律的生活习惯，不要过于劳累，避免精神刺激，保证良好的睡眠。劳累或睡眠不足使机体错过皮肤细胞修复的最佳时间，使皮肤得不到正常修复和养护，往往加重皮脂溢出性皮肤病，这也是该类患者虽然在进行药物治疗，但不注意休息和睡眠，致使治疗效果不佳的原因。

第三节　酒　渣　鼻

一、概述

酒渣鼻又称玫瑰痤疮或酒糟鼻，是一种主要发生于面部中央的红斑和毛细血管扩张的慢性炎症性皮肤病。好发于 30～50 岁，女性多见。目前，一般的医学书籍认为，酒渣鼻的发病原因主要是螨虫感染，又称酒渣鼻为螨虫性皮炎，治疗酒渣鼻以单纯地杀灭螨虫为主。

二、病因

（一）高血压和心理因素

由高血压和心理因素所致的酒渣鼻患者中，周期性微循环障碍的偏头痛比正常同龄组和同性别组高 2～3 倍。实验表明，正常的皮肤可对多种血管舒缩活性物质有反应，并可保持舒缩功能，但酒渣鼻颜面扩张的血管静脉微循环受阻，该情况是本病的后果还是发病原因有待进一步研究。

（二）遗传

以往认为酒渣鼻是一种皮脂腺疾病，但大部分的酒渣鼻患者无皮脂分泌过多迹象，也无痤疮，起始发病也与毛囊无关，家族中有同患者倾向。

（三）感染

研究表明，酒渣鼻患者检出的螨虫较正常人皮肤多，故蠕虫感染为酒渣鼻发病的原因之一。

（四）高温

酒渣鼻患者主诉日晒、洗澡和受热后加重或复发，这说明外界温度刺激使血管扩张，使周围血管渗出，潜在致炎物质导致弹力纤维退行性改变。

（五）其他

本病多见于绝经期妇女，男性在青春期较多，可能与内分泌变化有关，嗜酒和辛辣食物等都可加重本病或引起复发。

三、临床表现及分型

（一）临床表现

早期皮损时隐时现，时轻时重，常伴有不同程度的瘙痒、灼热、充血感。中期则表现在红斑、毛细血管扩张的基础上发生丘疹、脓疱、囊肿、痤疮样皮疹，但是痤疮具有黑头粉刺，没有弥漫性充血和毛细血管扩张。皮疹不仅限于面部，有时丘疹会成群发生于颈、肩、胸甚至臀部。晚期鼻头增生肥大，又称鼻赘期。常见于40岁以上的男性，在红斑、丘疹基础上，鼻尖和鼻翼呈现暗红或紫红色，皮肤不规则地变粗糙、增厚，鼻部逐渐肥大，形成显著高出皮面的分叶状且大小不等和不平的结节，最终导致畸形的鼻赘，结果严重毁坏容貌。极少数患者可以发展成鳞状细胞癌或基底细胞癌。还有一种特殊类型：眼酒渣鼻，除有上述症状外，眼睛有疼痛和发炎现象，发展成睑缘炎、结膜炎、角膜炎和角膜溃疡，严重影响生活，给患者身心带来痛苦。

（二）临床表现分型

酒渣鼻的临床表现可分为红斑型、丘疹型和鼻赘型。

1. 红斑型 鼻部潮红，有的累及两颊、前额等部位，初为暂时性，受寒冷刺激或辛辣食物、情绪紧张激动因素影响时有红斑，日久不退。表面光滑。伴有毛细血管扩张、鼻尖部毛囊口扩大等症状。数年后可发展到丘疹型。

2. 丘疹型 在红斑上出现散在绿豆大小的红色丘疹或脓疱，可形成结节和囊肿，毛细血管扩张明显，形如红丝缠绕，自觉轻微瘙痒，皮色由鲜红变成紫褐色。可持续多年，极少数可发展成鼻赘型。

3. 鼻赘型 多见于中年以上的男性患者，鼻尖部的青疹增大融合，高出皮面，形成高低不平的软结节，皮肤变厚、变粗糙，不断出现脓疱，皮色紫红，鼻部畸形。

四、诊断及鉴别诊断

（一）诊断

皮损主要发生在鼻及其周围部位，具有典型症状，好发于中年人，自觉症状轻，病程慢性。

（二）鉴别诊断

1. 盘状红斑狼疮 为境界清楚的鲜红或淡红斑，中央凹陷萎缩，有毛囊角栓，表面常覆有黏着性钉板样鳞屑，皮损呈蝶状分布，多见于青年女性。

2. 寻常性痤疮 主要见于青春期，损害为毛囊性丘疹，用手挤压可有皮脂排出，倾向化脓，常伴有粉刺，除颜面外，胸背部也可发生。

3. 面部湿疹 为多形皮损，剧烈瘙痒，搔抓后可有渗出浸润。

4. 痤疮 主要见于青春期，皮损除侵犯面部以外，胸部、背部也常受侵犯，有典型的黑头粉刺，鼻部常不受侵犯。

五、治疗

禁饮酒和禁食刺激性食物，去除病灶，纠正胃肠障碍和内分泌失调，防止便秘，避免局部过冷、过热的刺激。

（一）全身治疗

（1）由于病因不明，治疗多为对症性，尽量防止加重本病的因素，调整内分泌，纠正胃肠道功能紊乱，禁烟、咖啡、辛辣刺激性食物，勿暴饮暴食，保持大便通畅，避免使用刺激皮肤的碱性肥皂、酒精、洗洁剂、染色剂、收敛剂等，以及避免日光照射。

（2）抗生素：使用同寻常性痤疮；或用甲硝唑 0.2 g，3 次/d，连服 2 周后改为 2 次/d，共用 1 个月，因长期使用有全身副作用和毒性，该药为二线药，在其他方法无效时使用；或用替硝唑 0.5 g，2 次/d，首次 2 g，7 d 为 1 个疗程。

（3）维 A 酸凝胶：通常用于抗生素不敏感的异型，如狼疮样酒渣鼻、Ⅲ期酒渣鼻、革兰阴性酒渣鼻等，0.5 mg/（kg·d）为酒渣鼻的标准剂量，也可用 0.1～0.2 mg/（kg·d）或 2.5～5.0 mg/d，治疗 6 个月，适用于各期酒渣鼻及持续水肿性酒渣鼻。本药可导致畸胎，孕妇及哺乳期妇女禁用。

（4）内服氯喹、烟酸、维生素 B_1、维生素 B_6 等，磷酸氯喹 0.25 g/次，2 次/d，连服 2～4 周，以后为 0.125 g/次，2～3 次/d，共服 1～2 个月。用药期间注意副作用，如精神紧张给予镇静剂，绝经期可用己烯雌酚 1 mg/d，连服 2 周，或甲状腺粉（片）；胃酸缺乏而不伴有浅表胃炎者，给予稀盐酸合剂，10 mL/次，3 次/d，并补充维生素 A、B 及 C；胃酸增多时，可给氢氧化铝、碳酸氢钠等。

（二）局部治疗

原则为抑制充血、消炎、杀虫、剥脱、去脂等，用药基本同寻常性痤疮，常用药如下：

（1）初期可选用5％～10％硫黄洗剂、5％～10％复方硫黄洗剂、1％甲硝唑霜、1％复方甲硝唑霜、5％过氧苯甲酰乳剂等。

（2）丘疹脓疱期，可用硫黄鱼石脂软膏、间苯二酚霜或1％复方甲硝唑霜。

（3）鼻赘期，可用含有肝素成分的药物外用。

（三）激光治疗

利用光热诱导成纤维细胞和内皮细胞的增生或内皮的损伤，导致细胞因子、生长因子和热休克蛋白的激活作用机制用来治疗酒渣鼻。酒渣鼻的激光治疗不仅局限于毛细血管扩张，亦包括受损真皮结缔组织的再建和重塑及表皮屏障的完善。利用选择性光热作用于血管内氧合血红蛋白，能量被传递到周围血管壁，导致选择性血管内和血管周围的凝固性坏死，而对周围正常组织损伤很小，一般不引起炎症后色素沉着及色素脱失。应用具有最适脉冲技术（optimal pulse technology，OPT）的新型强脉冲光（intense pulsed light，IPL）治疗酒渣鼻患者，每3周治疗1次，4次为1个疗程。结果显示红斑毛细血管扩张型与丘疹脓疱型酒渣鼻疗效相当，具有OPT的新型IPL治疗安全、无创、疗效好，且不易复发。

第四节　斑　秃

一、概述

斑秃是一种非瘢痕性脱发，常发生于身体有毛发的部位，局部皮肤正常，无自觉症状。斑秃是一种皮肤科常见病和多发病。

二、病因

在毛囊周围有淋巴细胞浸润，且本病有时合并其他自身免疫性疾病（如白癜风、特应性皮炎），故目前认为本病的发生可能存在自身免疫的发病机制。遗传也是一个重要因素，可能与HLAⅡ型相关，25％的患者有家族史。此外，还可能和神经创伤、精神异常、感染病灶和内分泌失调有关。

三、临床表现

临床表现为头皮出现圆形或椭圆形的脱发斑。由于无自觉症状，故常在无意中和被他人发现，也有在梳头时注意到大量头发脱落，才发现片状脱发区。本病可分3期，即进行期、静止期及恢复期。在进行期，出现新的脱发斑，原脱发斑扩大，但脱发斑的数目、大小不一，多为指甲盖至钱币大小，毗邻的脱发斑可以迅速融合。脱落的发干近端萎缩，无光泽，末端粗黑。脱发斑周缘的头发松动，易于拔下，发根成感叹号形，即拔发试验阳性。这是疾病处于进行期的一个特征。脱发区的头皮正常，无炎性发红、无鳞屑、无瘢痕。静止期脱发区边缘的头发不再松动，无新的脱发斑出现。大多患者在 3～4 个月的静止期过后，进入恢复期。恢复期有新毛发长出，最初为细软色浅的绒毛，类似毳毛，时久逐渐变粗变黑，然后恢复正常。

四、检查

（一）实验室检查

1. 机体免疫功能的检测 包括白细胞介素 2 及其受体水平测定、T 淋巴细胞及其亚群测定、NK 细胞水平测定等。

2. 发微量元素检测（Cu、Ca、Zn、Mn、Pb） 头发是人体终末排泄器官，其微量元素含量的变化直接反映人体代谢的状况，研究表明 Zn 等元素能调节机体免疫功能，从而影响斑秃的病程。

3. 内分泌检测 毛发的生长受内分泌直接或间接控制调节，如肾上腺皮质激素增多，可引起多毛症；睾酮能促进躯干、四肢、须部和阴部的毛发生长。此外，甲状腺、甲状旁腺、脑下垂体等的功能亦在斑秃的病程中起着重要的作用。

4. 头皮病理切片 早期可见发育不良的生长毛发，毛囊下端有淋巴细胞类性浸润。晚期见毛囊的体积大大缩小，并向上移至真皮上部，通常其中不会有毛发，真皮乳头底下的结缔组织呈血管周围变性。全秃和普秃者毛囊破坏严重。

（二）头部皮肤微循环检测

微循环灌注在毛发的生长和再生长过程中起着重要的作用。头皮毛囊位于皮下组织上部，其下 1/3 由丰富的血管丛包绕，毛发的生长和再生依赖于对毛囊足够的营养供血。斑秃皮损的血流量明显减少。直接导致患部毛细血管持久性收缩到毛乳头供血障碍，头发失去营养而脱落。

五、诊断及鉴别诊断

（一）诊断

根据突然发生、圆形或椭圆形脱发、脱发区头皮正常，不难诊断。

（二）鉴别诊断

1. 白癣 不完全脱发，毛发多数折断，残留毛根不易被拔出，附有鳞屑。断发中易查到霉菌。好发于儿童。

2. 梅毒性秃发 虽也呈斑状秃，头发无瘢疤形成，但边缘不规则，呈虫蛀状。脱发区脱发也不完全，数目众多，好发于后侧。伴有其他梅毒症状，梅毒血清学检查阳性。

3. 假性斑秃 患处头皮萎缩，光滑而带有光泽，看不见毛囊开口，斑片边缘处无上粗下细的脱发。

斑秃并不是不可治愈的，主要以预防斑秃为主，患有斑秃应坚持采用科学的方法治疗斑秃，不能盲目乱治。

六、治疗

(一)全身治疗

治疗原则是帮助患者树立治愈的信心。解除导致患者精神紧张的因素，去除可能找到的病因和诱发因素。方法是让患者进食高蛋白、高微量元素的食物，适当服用镇静剂、神经调节剂及其他有助于头发生长的药物。

1. 类固醇皮质激素类　通过免疫调节，中止斑秃发展，促进毛发生长。适用于经一般治疗无效的全秃、普秃或进展迅速的斑秃。可经外用、皮下注射、口服等多种途径给药，通常有一定疗效，可暂使毛发再生，但停药后又会脱落。由于其副作用较大，不应作为常规治疗，但为控制来势凶猛的斑秃发展为全秃或普秃时可选择应用。

2. 甘草酸　其药理活性单位为甘草次酸，它与类固醇皮质激素的分子结构相似，具有类固醇皮质样作用（即抗炎、抗变态反应及诱发干扰素的作用），且很少有类固醇皮质的副作用，因而可作为类固醇皮质激素的替代品使用。常用的有甘利欣、美能片（复方甘草酸片）等。

3. 环孢素 A　属生物免疫抑制剂，口服本品可使毛发明显再生，但外用无效。由于口服环孢素 A 价格较昂贵，停药后又易复发，且有肝、肾毒性及神经毒性，长期用药的疗效及安全性尚未十分明确，故其使用受到限制。

(二)局部治疗

包括局部免疫治疗、局部刺激治疗、局部免疫抑制治疗、外用药物治疗、皮损内注射、物理疗法、组织疗法和手术疗法等。

1. 局部免疫治疗　即接触致敏治疗，先局部使用致敏性强的化学制剂使患者致敏，再对已致敏的患者定期以该化学制剂进行治疗。其作用机理是通过局部接触引发免疫反应，从而刺激毛囊生长。常用的接触致敏剂有二苯环丙烯酮、二硝基氯苯、方形酸二丁酯等，每周 1 次外搽于脱发区，激发局部免疫反应，刺激毛发生长。

2. 局部刺激治疗　地蒽酚主要对朗格汉斯细胞有毒性作用，是治疗斑秃、促进毛发再生的刺激性药物，适用于儿童斑秃和范围广泛的斑秃。副作用可引起瘙痒、红斑、脱屑、毛囊炎等，减少用量或涂药后立即洗头可减轻其副作用，停药数天后副作用可消失。盐酸氮芥溶液（0.2 mg/mL）或 0.05％氮芥酒精外用，亦可刺激毛发生长。

3. 局部免疫抑制治疗　类固醇皮质制剂外用适用于儿童和轻型患者。局部外用的是类固醇皮质霜剂或其二甲基亚砜溶液，2 次/d，有减轻毛囊炎症的作用，且与米诺地尔合用效果较好。他克莫司属于生物免疫抑制剂，由于分子量较小，可局部应用治疗斑秃，外用浓度为 0.03％～0.4％。

4. 外用药物治疗　米诺地尔属生物反应调节剂，临床上多与强效皮质激素和地蒽酚合用，其外用浓度为 2％～5％，2 次/d，涂于患处，平均起效时间约为 12 周，偶见局部刺激症状及变态反应性接触性皮炎。阿托品类药物具有解除小血管痉挛、促进微循环作用，局部注射可改善斑秃头皮的微循环障碍。

5. 皮损内注射 类固醇皮质激素皮损内注射适用于脱发累及头皮面积小于50％的稳定脱发患者。一般将类固醇皮质注射液与1％普鲁卡因或2％利多卡因等量混合，根据皮损大小做点状注射，每周1次，4～8次为1个疗程，每次用量不宜过大，否则可引起局部皮肤萎缩。常用的制剂有曲安西龙混悬液、泼尼松混悬液、得宝松注射液等。微循环改善剂（如阿托品类）、维生素E、牛奶等也可用来做皮损内注射。

6. 物理疗法及组织疗法 可用共鸣火花、紫外线、音频、氦氖激光等治疗，1次/d，直到有新发长出；也可选用光化学疗法（PUVA）、血卟啉加UVA治疗或液氮冷冻等物理方法，可取得一定的疗效。组织疗法多采用组织埋藏、羊肠线局部埋藏或胎盘组织液肌注等方法。

7. 手术疗法 对于各种药物治疗无效的患者，可以考虑手术治疗。手术治疗方法包括游离植毛、单个毛囊移植等，目前这些手术方法已在我国逐步开展。

（三）斑秃的防护

（1）不用尼龙梳子和头刷，因尼龙梳子和头刷易产生静电，会给头发和头皮带来不良刺激。最理想的是选用黄杨木梳和猪鬃头刷，既能去除头屑，增加头发光泽，又能按摩头皮，促进血液循环。

（2）勤洗发，洗头的间隔最好是2～5 d。洗发的同时需边搓边按摩，既能保持头皮清洁，又能使头皮活血。

（3）不用脱脂性强或碱性洗发剂，这类洗发剂的脱脂性和脱水性均很强，易使头发干燥头皮坏死。应选用对头皮和头发无刺激性的洗发剂，或根据自己的发质选用。

（4）戒烟，吸烟会使头皮毛细血管收缩，从而影响头发的发育生长。

（5）节制饮酒。白酒，特别是烫热的白酒会使头皮产生热气和湿气，引起脱发。即使是啤酒、葡萄酒也应适量，每周至少应让肝脏"休息"2 d（即停止饮酒）。

（6）饮食护理：宜补充植物蛋白，多食大豆、黑芝麻、玉米等食品；宜补充铁质，多食黄豆、黑豆、蛋类、禽类、带鱼、虾、熟花生、菠菜、鲤鱼、香蕉、胡萝卜、马铃薯等；宜食含碘高的食物；宜多食含维生素E丰富的食物，如芹菜、苋菜、菠菜、枸杞菜、芥菜、金针菜、黑芝麻等；宜多吃含黏蛋白的骨胶质多的食物，如牛骨汤、排骨汤等。

第五节 多 毛 症

一、概述

多毛症（hypertrichosis）一般指女性体毛生长过多，分布异常，血循环中雄激素主要包括睾酮、双氢睾酮、雄烯二酮、脱氢表雄酮和硫酸脱氢表雄酮等生成增多，临床上可出现女性性征毛发生长过盛，分布呈男性化倾向。

二、病 因

（一）发病原因

1. 先天性因素 包括家属性多毛症、过早发育症、男性两性畸形和原发性多毛症4种，原发性多毛症是毛囊对内源性雄激素过敏或外周二氢睾酮增加引起的。

2. 药物因素 妇女因为用了外源性药物（如雄激素、合成孕激素、可的松等）、妊娠、有精神性厌食、精神紧张或受到局部刺激等引起的多毛症。

3. 脑病变 如脑炎、多发性硬化症和颅骨内板增生引起的多毛症。

4. 内分泌因素 如肢端肥大症、糖尿病、嗜碱细胞瘤（继发性皮质醇增多症）都可能引起多毛症；青年型甲状腺功能减退可引起多毛症；肾上腺性腺症候群和皮质醇增多症可引起多毛症；绝经期或有多囊卵巢或有卵泡膜增生症和患卵巢肿瘤等的妇女，会得多毛症。在诸多原因中，以肾上腺瘤、卵巢肿瘤、多囊卵巢、卵泡膜增生症及原发性多毛症最为多见。

（二）发病机制

1. 家族性遗传性多毛症 多毛症可因血浆睾酮水平升高，或睾酮在毛囊中转化为二氢睾酮增多所致，有家族性遗传性多毛症的女性患者中，其体毛比正常人略多，细而长，分布如男性，可能系毛囊对雄激素比较敏感，受体丰富，体内正常量雄激素或外源性小剂量雄激素均能引起多毛症之故。

2. 肾上腺性多毛症

（1）肾上腺肿瘤：患肾上腺皮质腺瘤或肾上腺皮质癌时，可以合成分泌过多的雄烯二酮、去氢表雄酮及睾酮等雄激素，从而引起多毛症与女性男性化表现。

（2）库欣病：ACTH分泌增多引起双侧肾上腺皮质增生，发生皮质醇增多症，ACTH多来源于脑腺垂体嗜碱性细胞或嫌色细胞，较少来源于异位ACTH综合征，即某些恶性肿瘤如肺癌等，肾上腺皮质增生使肾上腺雄激素增多，而引起女性闭经、多毛与男性化表现。

（3）先天性肾上腺皮质增生的男性化：肾上腺P450 C21-羟化酶缺乏、P450 C11-羟化酶缺乏和3β-HSD缺乏时，肾上腺皮质醇合成障碍与减少，可引起ACTH代偿性分泌增多，导致雄激素分泌过多和肾上腺皮质增生，此时青年女性患者可有不同程度的多毛症与男性化表现，即闭经、喉结出现与声音低沉等异常。

3. 中枢性多毛症

（1）大脑性多毛症：如脑炎、多发性脑硬化症、松果体肿瘤及颅骨内板增生症等大脑损伤后，可有部分患者雄激素分泌增多，而诱发多毛症。

（2）下丘脑与垂体性多毛症：下丘脑与腺垂体肿瘤、腺垂体嗜酸性细胞腺瘤、嗜碱性细胞增生与腺瘤等，可使肾上腺皮质增生，而引发多毛症；肢端肥大症也可有多毛症表现。

4. 卵巢性多毛症

（1）多囊卵巢综合征：是较常见多毛症的原因，可伴有阴蒂肥大，由于多囊卵巢时其芳香化酶、3β-羟类固醇脱氢酶受抑制及 P450C、17 和 20-裂解酶活性增强而使得卵泡膜细胞增生，合成雄激素增多而发生多毛症及男性化表现。

（2）卵巢肿瘤：如卵巢生殖细胞瘤、卵巢性索瘤及肾上腺残余细胞瘤等可合成分泌雄激素，引起多毛症与男性化表现。

5. 药源性多毛症 一些药物如非激素药物中的苯妥英钠、二氮嗪、米诺地尔和环孢霉素等，激素类药物如泼尼松等服用时间过长、剂量较大时均可引起多毛症。

6. 胰岛素抵抗综合征与多毛症 遗传性胰岛素受体缺陷引起的胰岛素抵抗综合征有 3 种类型：

（1）胰岛素抵抗 A 型，其临床表现多有糖尿病、黑棘皮病及雄激素水平升高。

（2）脂肪萎缩性糖尿病，可有糖尿病、脂肪萎缩、甘油三酯升高、黑棘皮病和雄激素水平升高。

（3）矮妖精症，表现为在宫内生长停滞、空腹低血糖、矮妖精貌及雄激素水平升高。这几种高胰岛素血症均可引起卵泡膜细胞增生而合成分泌雄激素过多，发生多毛症及男性化表现。

7. 特发性多毛症 临床上比较常见，患者既无家族遗传史，又无器质性病变，也无服药史，主要表现的多毛症找寻不到病因，其检查也均属正常，此类患者属于特发性多毛症。

三、临床表现

雄激素生成过多最敏感的标志就是多毛，然后才是痤疮、皮肤油腻、性欲增强、阴蒂肥大，最后是男性化。男性化多提示是肿瘤；痤疮是雄激素过多的另一个标志。虽然不少痤疮患者的睾酮水平并不高，但有 5α-还原酶增高的证据；脱发也是临床表现之一；有 40％的脱发患者有高雄激素血症。

对高雄激素血症的患者应特别注意有否黑棘皮病。

妊娠时出现的多毛常是由黄素瘤引起的，分娩后会消失，唯一的危险就是有可能导致女胎男性化，妊娠合并卵巢功能性肿瘤的机会极少，因为后者本身就不容易怀孕。

四、检查

应该先检查其血中的睾酮（T）、尿促卵泡素（FSH）、黄体生成素（LH）、雌二醇（E2）及 DHEAS，有条件者行游离睾酮（FT）、17-羟孕酮检查。首先观察 T 是否升高，初步考虑是肾上腺性抑或卵巢性；若 LH 升高或 LH 与 FSH 的比值升高，有可能是多囊卵巢综合征；若 DHEAS 升高，常为肾上腺性；而 DHEAS 正常、T 明显升高，多为卵巢性；最好同时检查 PRL，以排除高催乳素引起的无排卵；多毛若进展迅速，应考虑有分泌雄激素的肿瘤，其总 T 水平高于 7 mmol/L。

（一）B 超检查

卵巢肿瘤基本上均可发现，也可发现卵巢增大或多囊卵巢，但对肾上腺疾患则诊断率较低。

（二）CT 或 MRI

对肾上腺肿瘤很敏感，还可定位，亦可显示对侧肾上腺状况，但对肾上腺增生有时会出现误诊，对卵巢肿瘤的诊断也具有较大价值。

（三）腹腔镜检查

若非创伤性检查未见异常，而实验室检查又高度提示卵巢肿瘤（如总 T＞7 mmol/L）时，应行腹腔镜诊断，并做好在腹腔镜下切除肿瘤的准备。

五、诊断及鉴别诊断

（一）诊断

在询问病史及体检时，应注意多毛的程度及多毛发展的速度，其与肿瘤相关，也应注意是否有肢端肥大症和库欣综合征的其他表现，并应特别注意询问用药史：如达那唑治疗更年期综合征的复方制剂中也可能含有少量雄激素，其他如苯妥英钠、米诺地尔、氯丙嗪和二氮嗪等。

对多毛患者应特别注意月经问题，如为年轻女性、长期月经不规则、多毛缓慢进展，则最可能的诊断就是无排卵引起的卵巢性多毛。

（二）鉴别诊断

（1）应与多囊卵巢综合征、肾上腺皮质增生、肾上腺皮质腺瘤、肾上腺皮质癌、卵巢肿瘤及异位 ACTH 综合征等鉴别诊断。如为多囊卵巢综合征，还可有肥胖、闭经、不孕、阴蒂肥大、痤疮、乳房发育不良及多毛症等症状与体征。如为肾上腺皮质腺瘤性多毛症，还可有向心性肥胖、高血压、痤疮、闭经、多血质、皮肤紫纹、满月脸及骨质疏松等，其皮质醇水平升高、尿 17-KS 与 17-OHCS 升高及尿皮质醇升高等可以鉴别诊断。比较少见的先天性肾上腺皮质增生有两性畸形者比较容易识别，而迟发型与隐型患者多在青春期后发病，有等位基因的突变，临床仅表现多毛和阴蒂轻度肥大，很不容易与特发性多毛症鉴别诊断。

（2）应与毛发过多相鉴别，毛发过多是指体表毛发增多，大多数有家属性毛发过多史，没有什么男性化的表现，因为没有生理异常，所以不需治疗。

六、治疗

（一）病因治疗

如考虑为药物所致，应予停药；如发现有肿瘤，不管是卵巢或肾上腺肿瘤，均应尽可能予以切除；不能切除者，给予化疗或放疗，如为库欣病，可行垂体瘤切除、放疗、肾上腺次全切除等。

（二）局部物理疗法

剃毛是暂时性去除毛发的最简单方法，剃毛常被误解为越剃长得越快越粗，其实不然，但常因会留下短的毛茬且不久又会长出，故多数女性不能接受；脱毛剂也可试用，可起到与剃毛类似的作用；毛囊电解破坏是一永久性去除毛发的方法，安全有效，但烦琐，费用高，可与药物治疗配合应用。

（三）药物治疗

药物治疗可以使终毛逐渐变回毫毛，使多毛问题得到解决，但药物常常不能治愈多毛症，故为了防止复发，可能需要长期服药，常用的药物有以下几种。

1. 雌、孕激素疗法　本方法是治疗卵巢性多毛症的首选方法，大多数多毛症患者与持续不排卵的稳定状态所致的雄激素过多有关，故治疗就是打破这一稳定状态。若患者希望怀孕，则应诱发排卵，可应用氯米芬（克罗米芬）、HMG、FSH、Gn-RH 等药。若不希望怀孕，则可采取抑制 LH 的孕激素疗法，因为多毛症妇女卵巢的雄激素生成依赖 LH，若应用含有雌激素与孕激素的口服避孕药则效果更好，因为不仅孕激素可抑制 LH，而且雌激素可增加 SHBG 而使游离睾酮减少，孕激素还抑制了皮肤的 5α-还原酶的活性，含左旋炔诺酮、去氧孕烯等的制剂效果更好，如妈富隆含 $150\ \mu g$ 去氧孕烯和 $30\ \mu g$ 炔雌醇（乙炔雌二醇），效果甚好。若应用口服避孕药有禁忌证或不愿用，则可给予甲羟孕酮（醋酸甲孕酮），每次 150 mg 肌内注射，每 3 个月 1 次，或口服 30 mg/d，效果比避孕药稍差，它可减少 SHBG 而稍增加游离睾酮含量。药物治疗一般起效较慢，常需 6 个月才能达到较满意的效果，如能与物理方法结合应用，可收到更理想的效果，一般认为 1～2 年后可暂停，观察是否恢复排卵，若有排卵即停止治疗，若仍无排卵，雄激素的抑制仍可持续 6 个月～2 年，但最终常常复发，最好在复发前重复用药。

2. 螺内酯（安体舒通）　螺内酯是一种醛固酮拮抗剂，在治疗多毛症时有多方面的作用，可通过抑制细胞色素 P450 酶系而抑制卵巢和肾上腺的雄激素合成，与毛囊的雄激素受体竞争结合，直接抑制 5α-还原酶的活性，其中抑制受体作用是最重要的机制，疗效与剂量有关，推荐有效剂量为 200 mg/d，一段时间后，可减至 25～50 mg/d 的维持量，起效一般较慢，常需 6 个月以上，副作用轻微，头几天有利尿作用，主诉乏力，可致功能性子宫出血，可应用于不愿用避孕药或效果差的患者，若与避孕药合用，则效果更好。局部应用含 2%～5% 螺内酯的霜剂，可有效治疗痤疮，需要注意的是，随着雄激素的抑制，可恢复排卵，但螺内酯对胎儿的作用尚不清楚，理论上妊娠早期对睾酮的抑制可导致男胎女性化，故治疗期间应采取避孕措施；与口服避孕药合用既可增强治疗作用，又可预防功能性子宫出血及避孕。

3. 环丙孕酮（赛普龙）　是强孕激素制剂，既能抑制 LH，又能与雄激素受体结合而阻断雄激素的作用，一种应用方法是月经第 5～14 天，100 mg/d，第 5～25 天加用炔雌醇 $30\ \mu g$ 或 $50\ \mu g$，服用 3 个月后可见明显效果，但停药后复发率高，不良反应有疲乏、水肿、肥胖、肌痛、性欲减低等，与螺内酯一样，服药期间应采取有效避孕措施；也有采用小剂量，如 Diane-35（达英-35）含 2 mg 环丙孕酮和 $35\ \mu g$ 炔雌醇，认为效果与大剂量一样，但不良反应减少。

4. 糖皮质激素 适用于肾上腺酶缺乏的患者，起抑制 ACTH 作用，从而减少肾上腺雄激素生成的作用，地塞米松效果比泼尼松和氢化可的松好，0.5～1.75 mg/d，以睡前服用为好，以达到对下丘脑-垂体-肾上腺轴的最大抑制，肾上腺雄激素比皮质醇对地塞米松的抑制更敏感，以地塞米松抑制 ACTH 对无排卵引起的卵巢性多毛也有作用，甚至能诱导排卵，但因其副作用较大，一般只用于肾上腺酶缺陷的患者。

5. 戈那瑞林（促性激素释放素，Gn-RH）激动剂 即黄体生成素释放素（LHRH）类似物，长期持续较大量的 LHRH 类似物对垂体促性腺激素细胞上的 LHRH 受体起降低作用，使 LH 分泌减少，因常导致雌激素水平降低，故宜配合雌、孕激素疗法（口服避孕药），因方法烦琐、花费大，一般患者无须应用。

6. 氟他胺（氟他米特） 是非甾体类抗雄激素药物，常用于治疗晚期前列腺癌，治疗多毛症时剂量为 250 mg，3 次/d，副作用少，但目前经验不多，治疗期间也应采取有效避孕措施。

7. 西咪替丁 是雄激素受体阻断剂，剂量为 300 mg，4 次/d，但作用轻微、效果有限。

8. 酮康唑 可抑制细胞色素 P450 酶系而阻断雄激素的合成，需 400 mg/d，治疗多毛效果明显，但副作用很常见，特别是肝功能损害，应留作最后一线药物并定期查肝功能。

（四）手术治疗

药物治疗无效、又渴望怀孕的多囊卵巢综合征患者可考虑行卵巢楔形切除，或者腹腔镜打孔术，部分患者有效；对年龄较大、无生育要求者，长期用药治疗会担心其不良反应，若多毛程度重且持续加重者，可考虑行子宫及附件切除术；而那些卵泡膜增殖的患者常对药物抑制没有反应，且一般年龄较大，适合手术治疗，术后给予激素替代治疗。

（五）预防

多毛症的发病与进展有其他加重因素掺杂其间，这些因素既可加重多毛症状，还能带来诸多并发症，并直接影响多毛症的治疗与痊愈。

（1）心情不舒畅，有长期的愤怒和抑郁、忧虑、焦虑等不良情绪刺激。

（2）饮食结构不合理，有过食油腻、辛辣食物及过量饮酒的不良习惯，且多伴有长期便秘。

（3）生活节奏紊乱，有长期熬夜的历史。

（4）平时对皮肤、毛发护理不当，使用不适合自身条件的化妆品或洗浴用品。

（5）治疗失误，不正确的拔、脱毛方法或过于频繁地拔、脱毛等。

第六节　雄激素性脱发

一、概述

雄激素性脱发（androgenetic alopecia，AGA）是病理性脱发的最主要类型，又称为脂溢性脱发，是一种雄性激素依赖的多基因遗传性疾病。症状为进行性毛发稀疏与毛囊萎缩，呈慢性病程。脱发分布特征：头顶和额颞部可伴有头部油腻、头皮屑及瘙痒。流行病学研究显示，我国男性 AGA 总发病率约为 20％，青年男性（18～30 岁）患病率约为 3％，50 岁以上男性患病率超过 35％。随着生活节奏的加快与压力的增加，AGA 的患病率也在升高。

二、病因及发病机制

（一）病因

脂溢性脱发主要原因是过多的皮脂分泌物堆积在毛囊周围，甚至压迫或堵塞毛囊孔，给毛发正常生长制造障碍，此外，皮脂分泌物中的油酸、亚油酸等过量时对毛囊有毒性作用，导致毛发中毒、枯萎、脱落。脂溢性脱发多发生于皮脂腺分泌旺盛的青壮年，逐渐自头顶开始脱发，蔓延至额部。头皮油腻而亮红，结黄色油性痂。

1. 雄性激素 现代医学证实，脂溢性脱发者，其雄性激素大都较多，这主要是睾丸分泌的雄性激素进入血液循环后，到达头皮经转化作用形成毒性物质刺激毛囊，毛囊能量代谢和蛋白质代谢发生障碍，致使头发脱落。

2. 遗传因素 脂溢性脱发的遗传基因在男性中呈显性遗传，致病因子可由上一代直接遗传给下一代，故男性脂秃患者多见。男性只要有一个脱发的基因，即会造成脱发，而女性因脱发基因是隐性的缘故，因此不会有脱发的外观出现，除非同时有两个脱发基因。但即使有两个脱发基因，对女性一般来讲也只会变得毛发稀疏，而不会变成大脱发或只留下边缘头发而中间秃光的情形。

3. 年龄 随着男子年龄的增长，脂溢性脱发的发病率逐渐增加，脂秃常发于 17～20 岁的男青年，30 岁左右为发病高峰，以后随年龄的增加，虽然发病率减少，但症状加重，最后变成秃头。

4. 从事紧张复杂脑力劳动的人 精神压力大且大脑消耗能量极大，刺激机体自主神经和激素适应性地做出调整，以维持正常的体温、新陈代谢及免疫功能的生理平衡，分泌较多的雄性激素，使人的分析力、判断力增强，机敏而有智慧，同时使人的性情变得较为急躁，皮脂腺分泌旺盛。头皮上的皮脂腺同其他部位相比是最发达的，在这种情况下分泌就更多，从而为头皮上嗜脂性真菌及头螨等的大量繁殖提供了条件。头皮上的嗜脂性真菌在皮脂腺分泌量大的前提下大量繁殖，成灾的嗜脂性真菌从毛囊中获取营养并把代谢产物排放在那里，刺激毛囊和头皮出现慢性炎症——脂溢性皮炎，脂溢性皮炎如得不到及时治疗，发根部细菌生长繁殖产生一种溶解酶，将发根溶解，使发根松动、毛囊逐渐萎缩、生发功能逐渐减退、头发逐渐减少直至光秃。

5. 头螨 一种微小的寄生虫，肉眼无法看见，毛发专家已经发现，头螨这种嗜脂性微小动物和遗传或荷尔蒙失调一样，也是脱发的元凶。它寄生在人类的毛囊里，以皮脂为食物，吃饱之后为了帮助消化，它会分泌一种解脂酵素（lipase），这种酵素会进一步分解和侵蚀头皮内的皮脂腺，阻塞毛囊，令毛囊缺乏养分而萎缩，造成脱发或秃头。

（二）发病机制

1. 生长因子的影响　毛发生长周期分 3 个阶段：生长期、退行期和休止期。毛乳头（dermal papilla，DP）是更新毛囊和维持毛发生长的基本结构，分化形成毛囊各种结构，可分泌多种生物因子，对毛囊结构及毛发生长有不同的影响：①血管内皮生长因子（vascular endothelial growth factor，VEGF）、胰岛素样生长因子-1（insulin-like growth factor，IGF-1）、肝细胞生长因子（hepatocyte growth factor，HGF）等可阻止毛囊向退行化，维持并促进毛囊生长；②成纤维细胞生长因子-5（fibroblast growth factor-5，FGF-5）、转化生长因子-β1（transforming growth factor，TGF-β1）等会促进毛囊向退行期转化，使毛发变细减少。

2. 雄激素与 5α-还原酶的作用　睾酮（testosterone）为机体内主要雄性激素，在 5α-还原酶（5α-reductase）作用下转化为双氢睾酮（dihydrotestosterone，DHT），DHT 与雄激素受体（androgen receptor，AR）的亲和力和生物效能分别是睾酮的 5 倍与 10 倍，DHT 与 AR 结合形成 AR-DHT 复合物，进入细胞核，参与调节 DNA 的转录与翻译，对不同组织产生不同的生物学效应。雄激素对各组织毛发的不同作用被称为"雄性激素悖论"：促进男性胡须处部位的毛发生长；对睫毛、眉毛等部位的毛发生长几乎无作用；导致头部毛发稀疏而脱发，雄激素可促进胡须部位 DP 分泌 IGF-1，而增加头部毛囊 DP 的 TGF-β1 分泌。

人体内存在三种 5α-还原酶：Ⅰ型、Ⅱ型与Ⅲ型。它们在人体内的分布如下：Ⅰ型，胸背部皮肤、皮脂腺、肝脏、肾上腺和肾脏；Ⅱ型，前列腺、精囊、毛囊内（外毛根鞘最内层）和毛囊周围组织；Ⅲ型，过表达于激素抵抗性前列腺癌组织中。可见与 AGA 发病联系最密切的酶是Ⅱ型 5α-还原酶。

3. 基因的作用　遗传因素在 AGA 发病机制中具有重要作用，AGA 发病与雄激素和雄激素受体的调控基因有密切关系。研究表明，AGA 高风险患病基因位点位于染色体 2q35、3q25.1、5q33.3 和 12p12.1，其中具有 WNT10A 位点的染色体 2q35 与 AGA 病发有最重要的联系，WNT 信号通路是维持毛乳头细胞生长的基本条件，是毛囊由休止期向生长期转变的重要调节信号，WNT10A 表达下降易导致 AGA 的发生。AR 基因位于染色体 Xq11～12 上，包含 8 个外显子编码，其中，第一外显子上较短的 GAG 序列重复次数和 GGN 序列异常都可能导致 AGA 患病概率增加。

三、临床表现及分期

（一）常见症状

鳞屑、瘙痒、毛发呈脱发样、病理性脱发、血虚脱发。

（二）临床表现分期

1. 初期

头油多，头发一天不洗显油腻，此时脱发症状不明显。头发渐由粗变软。

2. 中期

头油较多，头发一天不洗更显油腻，此时脱发症状明显。头发开始明显变细软。

3. 后期

头皮产油量成倍增加，头皮油腻光亮，此时已出现明显的局部脱发区，如头顶或前额。头发幼细不长，发尾明显看出是尖的，仅幼小的就像茸毛，这个阶段是治疗的最后机会。

4. 晚期 头顶部已经油光光的寸发不生，皮下肌肉层已经消失或被脂肪层代替的多，头皮组织已经转化为毛孔性皮肤区。所以我们只能称其为寸发不生而不能称为寸草不生。因为大多数人用放大镜一看能发现有极幼小的汗毛，这时候就可以称之为"永久性脱发"了，它赖以生存的土壤头皮组织已变彻底性了，不能逆转了。

四、检查

脱发的症状很明显，其检查应根据相关病因而选择适当的检查。诊断困难者可取组织病理检查。

五、诊断

根据我们对脱发数量的研究，一个正常人的头发总数约 10 万根，一个人每年约有 10％的头发在脱落生长。一年 365 d，一般人平均脱发为 20～30 根/d，秋天脱发季节增加 1 倍左右，可以达到 40～50 根，若某人一个季度，连续脱发超过 50 根，那头发就出问题了。

脱发的治疗关键是主动治疗或早期治疗，会恢复得很快，如果等到掉光了再去治疗，就晚了。当遇到以下情况时，就应该注意了：油脂多、头屑多、头痒，伴连续脱发 3 个月，每天脱发数量 50 根以上；额头发际升高；连续 3 个月脱发在 100 根以上，头发逐渐变细。

六、治疗

可外用 2％～5％米诺地尔酊；非那雄胺可减慢脱发、增加头发数量及加快头发生长；某些患者可施行头发移植术，即将自身后枕部的头发移至头顶。

七、防护

事实上，脱发治疗起来并不是很难的事，与心情有关系，而且在一定程度上也与饮食中的某些营养素失衡有关。因此为了保护头发，防脱发，小的生活细节是都应该注意的。

（一）调整好心情

脱发现象虽然没有给人的体质上带来什么痛苦，不会给生活、工作造成困难，但是它的发生往往给人增加精神上的无形压力。首先，如果发现自己有脱发的现象，不要惊慌失措，最重要的一步先要走好，就是及时调整好自己的心态，消除不必要的紧张情绪，我们知道，脱发是可以治疗好的，没有必要因为一时的不快而导致加重病情。脱发最重要也是最首要的因素也常常与工作学习疲劳有关，早早关灯，喝杯热牛奶，奖励自己一个香甜梦乡，何乐而不为呢。

（二）合理摄取营养素

脱发的发生在一定程度上也与饮食中的某些营养素失衡有关。通过长期实践，人们认识到，没有一种天然食物能包含人体所需要的各种营养素，也没有任何单一的营养素具有全面的营养功能。如牛奶、鸡蛋都是大家所熟知的高质量蛋白质食物，但前者缺少铁，后者缺少维生素 C，因此，只有通过多种营养素的协调配合，才能发挥各自独特的营养功能。

（三）护发方法

细心呵护头发可预防脱发。在头发处于湿润状态时，头发更加脆弱，不能用力梳，还有，对头发染、烫、卷，都会损害头发。

1. 少上网　过多上网打游戏也是造成男性脱发年轻化的因素之一。每天平均使用电脑时间越长的男性越容易脱发。这与神经过度紧张有关。长时间上网打游戏，中枢神经系统始终处于紧张状态，会引起自主神经紊乱、皮肤血管收缩功能失调，头皮局部血管收缩，供血减少，会造成毛囊营养不良而导致脱发。

2. 避免长时间游泳　公共泳池中会使用大量漂白粉用于杀菌消毒，但漂白粉对于皮肤有刺激作用，长时间接触会使头皮头发干涩，使脂溢性脱发患者头发更容易脱落。因此在公共泳池游泳要佩戴硅胶游泳帽，并且不宜时间过长，损伤发质。

3. 避免长时间使用电脑　电子产品的辐射也是导致脱发的原因之一，现代人普遍长时间使用电脑，电脑显示屏、键盘、鼠标皆有不同程度的辐射，会导致人体抵抗力弱化，进一步影响皮肤和毛发，严重的会导致脱发。因此每天应该多喝茶来抵抗电子辐射给人带来的不利影响，同时也使得皮肤和毛发不易衰老，达到防止脱发的目的。

4. 避免吸烟　吸烟也是脱发的危险因素之一。专家发现脱发的人有近 7 成的人吸烟，不过，具体是香烟中何种有害物质对毛囊起到破坏作用还有待进一步科学验证。

5. 注意通风　头发不耐闷热，戴帽子、头盔的人会使头发长时间不透气，容易闷坏头发。尤其是发际处受帽子或头盔压迫的毛孔肌肉易松弛，引起脱发。所以应搞好帽子、头盔的通风，如垫上空心帽衬或增加小孔等。

6. 避免暴晒　日光中的紫外线会对头发造成损害，使头发干枯变黄，因此夏季要避免日光暴晒，在室外游泳、日光浴时要注意防护。

7. 避免吃辛辣食物　常常吃辛辣的食物，食物中油腻的东西容易阻碍毛细血管的新陈代谢，这样就不可以和体内的营养物质进行交换，血液循环受到了严重的阻碍，这个就是掉头发的原因。

8. 避免饮酒　大量饮酒也会导致脱发，尤其是辛辣的白酒，会使头皮产生热气和湿气，损害毛囊。即使是啤酒、葡萄酒，毕竟也含有酒精的成分，饮用应适量。

第八章 皮肤肿瘤

第一节 皮肤良性肿瘤

一、黑头粉刺痣

（一）概述

黑头粉刺痣又名毛囊角化痣。本病少见。根据统计，其发病在性别上无差别。

（二）病因

未见家族发病的情况。本病为先天性毛囊畸形。

（三）临床表现

常于出生时或出生后不久即出现黑头粉刺样丘疹。丘疹中央有黑色、坚硬而大的角栓，剥去后留有火山口样凹陷。也有在儿童期发病者。未见有家族发病的情况。损害通常为20~50个黑头粉刺丘疹簇集成斑块或排列成线状、带状，可发生于任何部位，好发于面、颈、躯干。常为单侧分布，偶或双侧或零乱分布，皮损直径约2 cm，大的甚至被覆半侧躯干。儿童成长时皮疹有增多趋势。患者一般情况良好，有时轻度瘙痒。本病偶可发生继发感染，化脓后留下萎缩性瘢痕。曾报告有并发骨骼、中枢神经系统、眼和其他皮肤异常者。

（四）检查

组织病理：表皮角化过度，棘层增厚或变薄，表皮向真皮不规则增生形成一凹陷。凹陷中央充满角质，偶在其底部发现一或数根毛干。

（五）诊断及鉴别诊断

1. 诊断　根据临床表现，通过组织病理检查诊断。

2. 鉴别诊断　应与外源性痤疮和婴儿痤疮相鉴别。

（六）治疗

一般无须治疗。有继发感染时适当选用抗生素。亦可酌情行手术切除或冷冻、激光疗法。

二、表皮囊肿

（一）概述

表皮囊肿与中耳胆脂瘤不同，不是由于反复炎症所致上皮脱落形成，而是由于先天异位发生的。如果异位组织发生在胚胎早期（即神经沟封闭时），则囊肿多位于中线部，如发生在晚期（第二脑泡形成期），则囊肿多位于侧方。少数表皮样囊肿可为外伤造成，如通过实验性损伤将上皮组织植入颅内可形成表皮样囊肿。

（二）病因

1. 发病原因　表皮囊肿起源于异位胚胎残余组织的外胚层组织，是胚胎晚期在继发性脑细胞形成时将表皮带入的结果。大都在治疗结核性脑膜炎行鞘内注射后发病，肿瘤可多发，由几毫米至数厘米大小不等，囊肿缺乏血管。在实验时直接把皮肤碎片注入小鼠的脊髓和额部可重复产生同样的囊肿。

2. 发病机制　囊肿大多单发，亦可多发，偶与皮样囊肿同时存在并伴有先天性畸形或异常，如耳后藏毛窦、脊柱裂等，颅内表皮样囊肿可位于硬脑膜外、硬脑膜下、蛛网膜下腔、脑实质及脑室内等处，按起源部位好发于桥小脑角、鞍区、大脑半球、脑室内、四叠体区、小脑等处。约 25% 的囊肿可发生在颅骨板障或脊柱内，由于此囊肿的生物学特性，它可不局限于一处，常从它所起始的部位呈指状突出伸入邻近的脑池、沟裂，甚至可穿入脑实质而沿着神经纤维素生长，因此有时可广泛地从颅后窝生长到颅前窝等处。

在组织学上，表皮样囊肿的具体形态是色泽洁白带有珍珠光泽的圆形，结节状或椭圆形的肿物，包膜完整，可有钙化，表面光滑，其囊壁薄而半透明，边界清楚，血运不丰富，其大小不等，囊内容物为干酪样物质，略带油腻，由脱落细胞堆积而成，由于含有大量胆固醇晶体，内容物呈现特殊的光泽，透过薄而透明的囊壁，肿瘤有特殊的外观，瘤与邻近脑组织界线清楚，但因其囊壁很薄，且常广泛伸入各个角落及脑池内，深部囊壁常与一些较大的血管、神经粘连，或将其包绕在肿瘤内，给肿瘤全切带来困难。

在显微镜下，可见瘤壁由两层组织构成，外层为一薄层的纤维结缔组织，内层为复层鳞状上皮，上皮层面向囊腔，表面有很多角化细胞，不断脱落形成囊内容物，并使肿瘤不断增大，与肿瘤相邻的蛛网膜组织呈纤维增生及玻璃样变，有时还可见异位巨噬细胞、淋巴细胞及组织细胞的浸润，囊的内容物具有组织毒性，溢出到蛛网膜下腔可以引起肉芽样炎症反应，与囊紧邻的脑组织可有胶质增生。

表皮囊肿偶有恶性变，呈浸润性生长，可恶变为鳞状上皮癌，有的可随脑脊液广泛播种转移。在显微镜下，可见多边性赘生物，细胞核呈多形性，周边被成群坏死的细胞和稀疏的基质细胞包绕，并有细胞质原纤维。电镜下可见赘生物细胞核形状，大小不同，具有不规则的核膜，细胞质常含有电子密集的丝状体束，偶尔嵌入桥粒，这些桥粒连接部位是大量的和明显的浆膜内折处，偶尔呈束状。

（三）临床表现

1. 病程　多在数年到数十年。本病因其生长缓慢，虽然肿瘤很大，甚至累及一个以上的脑叶，其临床症状仍可以很轻微。有人报告，表皮囊肿自出现症状到就诊的时间平均达 16 年之久，平均时间为 5 年，约 70% 患者病程在 3 年以上。

2. 并发症 伴发畸形，本病可伴皮瘘、脊柱裂、脊髓空洞症、基底凹陷症等。

3. 症状与体征 不同部位的表皮样囊肿临床症状及体征亦不相同。国外根据颅内表皮样囊肿发源部位和它们与颅底血管及脉络丛的关系，将其分为鞍后或椎-基底动脉组；鞍上、鞍旁或颈内动脉组；脑室内或脉络丛组。各部位表皮样囊肿的症状与体征分述如下：

（1）脑桥小脑角表皮样囊肿：约 70% 患者以三叉神经痛为首发症状，少数以面肌痉挛、面部感觉减退、耳鸣、耳聋起病，体征包括面部感觉减退、听力下降、共济失调、后组脑神经麻痹，后期可表现为脑桥小脑角综合征，根据其临床表现又可分为以下 3 种类型。

单纯三叉神经痛型：约占全部颅内表皮样囊肿的 42.9%，此型肿瘤多发生在脑桥小脑中上部三叉神经根周围，特点为患侧三叉神经分布区出现发作性电击样剧痛，常有扳机点，多不伴有神经系统其他异常体征，极易误诊为原发性三叉神经痛，故对青年或中年人三叉神经痛应警惕表皮样囊肿的存在。

脑桥小脑角肿瘤型：约占 18.1%，肿瘤多位于脑桥小脑角下部，多以耳鸣、头晕、面肌痉挛及Ⅶ、Ⅷ脑神经受累等脑桥小脑角综合征为主要表现，个别患者可出现舌咽、迷走和副神经损害，并发小脑体征及脑干受累体征，因此，应与听神经瘤相鉴别。此型对听神经、耳蜗神经和前庭神经的影响程度很不一致，值得注意。

颅内压增高型：此型肿瘤多沿脑池方向伸展生长，对周围脑组织压迫轻微，当进一步发展时，梗阻脑脊液循环通路发生脑积水而出现颅内压增高。

（2）颅中窝表皮样囊肿：颅中窝表皮样囊肿位于三叉神经旁，起源于硬脑膜外，沿岩骨嵴侵入颅中窝，位于半月神经节下，首先累及三叉神经，而后可累及Ⅱ、Ⅲ、Ⅳ、Ⅵ、Ⅶ、Ⅷ脑神经，50% 跨越岩骨嵴侵入天幕下脑桥小脑角内，形成骑跨于颅中窝，颅后窝的"骑跨型"肿瘤，患者主要表现为三叉神经麻痹症状，如面部感觉减退、咀嚼肌无力等，有时亦可出现视力、视野障碍及眼球运动障碍等。

（3）鞍区表皮样囊肿：占全部表皮样囊肿的 3% 左右，主要表现为进行性视力，视野损害，晚期可出现视神经萎缩，内分泌障碍较少见，个别患者可出现性功能障碍、多饮、多尿等，向额叶发展者可出现额叶精神症状，向后发展可梗阻第三脑室或室间孔而出现脑积水，鞍上表皮样囊肿一般不累及眼球外的脑神经，鞍旁表皮样囊肿向外侧发展可引起西氏裂综合征，患者表现为颞叶癫痫伴偏瘫，极少患者发生语言障碍。

（4）脑实质内表皮样囊肿：大脑半球者约 41% 患者出现癫痫发作，50% 患者有视盘水肿，有时亦可出现进行性轻偏瘫，小脑半球者可有共济失调等小脑受损症状。

（5）脑室内表皮样囊肿：侧脑室表皮样囊肿多位于侧脑室三角区和体部，早期患者可没有明显的症状，随着囊肿的增大，可出现波动性或阵发性头痛发作，当阻塞脑脊液循环通路时，可出现颅内压增高症状，部分患者表现为 Brun 征及强迫头位，向脑室外发展者可引起轻偏瘫，偏盲及偏身感觉障碍，第三脑室者主要表现为梗阻性脑积水，内分泌症状不明显，第四脑室表皮样囊肿尚可引起走路不稳。

（6）大脑半球表皮样囊肿：多位于大脑纵裂、外侧裂、半球表面，主要表现为癫痫、偏瘫、精神异常及颅内压增高症状。大脑半球表皮样囊肿患者，有癫痫发作、视盘水肿，除此之外，尚可出现语言障碍等。

（7）颅骨板障表皮样囊肿：常表现为颅骨局部增大的头皮下肿物，多无神经系统体征，向内发展累及颅内者可出现癫痫或颅内压增高。

（8）其他部位表皮样囊肿：小脑蚓部表皮样囊肿主要表现为颅内压增高及躯干性共济失调，走路不稳，脑干旁表皮样囊肿表现为脑干损害及颅内压增高，松果体区表皮样囊肿晚期主要表现为颅内压增高和双眼上视困难、瞳孔对光反射消失、调节反射存在等 Parinaud 综合征，头皮表皮样囊肿可仅表现为头皮肿物、质韧。

（四）检查

脑脊液检查脑压力可轻度增高，少数脑脊液蛋白含量轻、中度增高，多数患者脑脊液化验正常。

1. 颅骨 X 线平片　除有颅内压增高征的表现外，各不同部位者亦有各自改变，脑桥小脑角表皮样囊肿可出现岩骨尖吸收，内听道外形正常；颅中窝表皮样囊肿可发生岩骨尖或岩骨嵴破坏；鞍区者蝶鞍多正常，一侧前床突或后床突有骨质改变，亦可有蝶鞍扩大及骨质破坏，累及眶内者可见眶上裂、视神经孔扩大；板障内表皮样囊肿可见局限性圆形或椭圆形密度减低或骨质破坏、边缘锐利，有明显的骨质密度增高、边缘硬化带为其特点，内板破坏较外板严重，个别患者可见钙化斑。

2. CT　表皮囊肿在 CT 上的典型影像特征为均匀低密度区，CT 值在 $-2 \sim 12$ Hu，低于脑脊液 CT 值，形态不规则，多为孤立，有占位效应，强化扫描一般无明显增强。

3. MRI　MRI 检查对于诊断及发现颅后窝表皮样囊肿，尤其是脑干旁表皮样囊肿优于 CT，它能显示其占位效应、肿瘤范围、血管移位等，多数患者呈长 T_1 和长 T_2，在 T_1 加权像上呈低信号，T_2 加权像上为高信号，瘤质不均匀而致信号强度变化不定是其 MRI 特征。

（五）诊断

根据其发病年龄、临床表现及辅助检查，定性诊断多不困难，尤其是年轻的三叉神经痛患者，病因多为表皮样囊肿，CT 及 MRI 的临床应用使各部位的表皮样囊肿的定性、定位诊断变得快速、准确、容易，甚至可以发现未意料到的病变。各常见部位的表皮样囊肿诊断要点如下：

1. 脑桥小脑角表皮样囊肿

（1）发病年龄相对较早而病程较长。

（2）主要表现为三叉神经痛，或表现为脑桥小脑角综合征，但听力和前庭功能损害较轻。

（3）脑脊液蛋白含量正常。

（4）颅骨平片内听道正常。

2. 鞍区表皮样囊肿

（1）病史长，进展缓慢。

（2）出现原发性视神经萎缩和双颞侧偏盲等视交叉压迫表现。

（3）垂体功能正常。

（4）颅骨平片蝶鞍大小正常，但视神经孔、视交叉沟等可有局限性破坏。

3. 颅中窝表皮样囊肿

（1）以三叉神经损害为主，病程长。

（2）部分患者后期可出现颅内压增高。

（3）颅底片常显示岩骨尖有边缘清楚的骨质缺损。

（4）脑脊液蛋白含量一般不高。

（5）耳前皮肤出现藏毛窦时，对定性诊断帮助很大。

4. 侧脑室内表皮样囊肿

（1）多见于青中年人。

（2）当肿瘤没有造成脑室内梗阻或压迫重要结构以前可无症状，出现颅内压增高时一般肿瘤体积已长得较大，可有轻偏瘫及感觉障碍。

（3）脑脊液蛋白含量一般正常。

（4）CT 及 MRI 可见点位表现的影像。

（六）鉴别诊断

不同部位的表皮囊肿需要与不同的肿瘤相鉴别。

1. 原发性三叉神经痛　　脑桥小脑角表皮样囊肿单纯三叉神经痛型，需要与原发性三叉神经痛相鉴别。原发性三叉神经痛发病年龄较大，多无阳性体征，疼痛发作较为典型，CT 扫描有助于鉴别。

2. 其他脑桥小脑角肿瘤（听神经瘤、脑膜瘤）　　听神经瘤常以听力损害为首发症状，而脑膜瘤则以颅内压增高为主要表现。对于脑桥小脑角肿瘤或颅内压增高型表皮样囊肿与脑桥小脑角听神经瘤或脑膜瘤的鉴别，单靠临床查体有困难，需要借助 CT 或 MRI。

3. 三叉神经半月节神经鞘瘤　　颅中窝表皮样囊肿需要与三叉神经半月节神经鞘瘤相鉴别。颅底平片三叉神经半月节神经鞘瘤可见卵圆孔扩大，CT 表现为均匀强化病灶。

4. 鞍区肿瘤　　鞍区表皮样囊肿需要与垂体瘤、颅咽管瘤、鞍结节脑膜瘤等相鉴别。垂体瘤以视力下降、双颞偏盲、内分泌障碍为主要表现，颅咽管瘤以内分泌障碍、发育障碍为主要表现，鞍结节脑膜瘤蝶鞍正常。

5. 其他囊肿　　CT 上均表现为低密度区，但其 CT 值不同，强化后改变亦有差别，MRI 有助于鉴别诊断。

总之，借助神经放射学，表皮样囊肿与其他疾病鉴别诊断多不困难。

（七）治疗

1. 手术治疗 本病以手术切除为原则。要争取全切除，因为囊肿包膜是生长最活跃的部分。对那些与周围组织粘连较轻的囊肿，尤其是第四脑室的囊肿，可望做到全切除。而对囊肿与血管及其他重要结构粘连较重者，许多学者认为全切除非明智之举，没有冒很大风险的必要，可留下一部分囊肿壁。但应清除囊肿内容物并避免溢出，同时保护好周围脑组织，用生理盐水反复冲洗，以防止和减少术后脑膜炎的发生。这些患者术后一般可长期缓解，有生之年不再引起症状。颅骨板障中的囊肿生长缓慢，而且小，对持续生长及有疼痛者应予全切除，这些囊肿偶有恶变可能。表皮样囊肿术后约有40％因囊肿内容物（胆固醇及脂肪酸）溢出可并发无菌性脑膜炎，在脑室内囊肿或囊肿非全切者更为常见。故有主张术中应用含氢化可的松的液体冲洗，术后3周内逐步停用激素，以减轻症状。对由脑膜反应引起的脑积水，可进行CT复查。

对于颅后窝表皮样囊肿，尤其是颅后窝底、第四脑室者，可取中线枕下入路；中脑者可经幕下小脑上入路，鞍区者取翼点入路；中线旁跨越颅中窝和脑桥小脑角的哑铃型者，取一侧乳突后入路。

2. 预后 表皮囊肿属良性肿瘤，术后一般恢复良好，如肿瘤能大部切除，一般复发较晚，可延至数年甚至数十年。术后并发症的预防与处理是降低死亡率和致残率的关键环节。近年来随着现代技术的进步，以及患者更愿意做囊肿次全切除，实际的手术死亡率几乎不存在。

三、汗管瘤

（一）概述

汗管瘤（syringoma）为表皮内小汗腺导管的一种腺瘤，组织化学研究证明汗管瘤含典型小汗腺起源的磷酸化酶和水解酶，是一种向末端汗管分化的汗腺良性肿瘤。部分患者有家族史，病损好发于眼睑及颊部，以硬韧的小丘疹为主要表现，很少自行消退，但不恶变。可不治疗。

（二）病因

1. 发病原因 汗管瘤的形成原因相当复杂，包括遗传、自然老化、女性荷尔蒙、个人体质等都有影响。

（1）与遗传有关。本病是一种痣样肿瘤，有时有家族史。

（2）可能与内分泌失调有关。

2. 发病机制 组织化学研究证明，汗管瘤含典型小汗腺起源的磷酸化酶和水解酶，在真皮上部和中部可见许多囊状导管和一些实性表皮细胞索，包埋于纤维基质中，囊状导管壁常衬以两层细胞，大都扁平，内层细胞偶呈空泡状，一些导管的外壁细胞向外凸出弯曲，形如逗号或蝌蚪样，在连续切片中，可见这些囊性导管与表皮内导管的扩张囊相连，但不与下方的大汗腺分泌段相连。

（三）临床表现

真皮上部可见多数管埋入纤维基质中，导管内衬两层上皮细胞，腔内含有无定形碎片，部分导管为小的上皮细胞索构成逗点状或蝌蚪状外观。本病好发于女性，青春期发病，多发性损害见于面部，尤其是眼睑、颈部和前胸，少数患者为发疹性，除面部外，胸、腹及四肢可有广泛对称性发疹，皮疹为皮色、淡黄色或褐色的扁平丘疹，直径 1～3 mm大小，坚实，可群集但不融合，一般无自觉症状，有的患者在夏季因出汗困难有瘙痒或灼热感。

1. 好发部位　下眼睑及颊部、颈侧，胸部也较为常见，亦可见于腰、背、四肢及生殖器等处。

2. 临床症状　呈皮肤色、淡黄色或褐黄色，隆起性斑块呈圆形、卵圆形或不规则形，表面光滑或附有油腻物，呈蜡样光泽，边界清楚，其上无毛发，也可呈疣状或乳头状增生，半球形或扁平丘疹，通常多发，直径一般为数毫米，多数密集而不融合，常对称分布于下眼睑，亦可见于额部、两颊和阴部，病程慢性，很少自行消退，通常无自觉症状，有时可有瘙痒感，发生于女阴者可有剧痒。

3. 亚型分类

（1）透明细胞汗管瘤（clear cell syringoma）：常与糖尿病伴发，临床上皮损与汗管瘤相同，年龄、性别及皮损分布亦无差别，两病的差别除组织病理表现外，常与糖尿病伴发。

（2）发疹性汗管瘤（eruptive syringoma）：首先由 Darier 描述本病。本病组织学上与眼睑汗管瘤相同，但皮损呈发疹性，对称分布于颈部、胸部、腋窝、上臂和脐周，皮损呈光泽性淡玫瑰色丘疹，颇似扁平苔藓和二期梅毒疹。此亚类亦报告与 Down 综合征伴发，有家族性，亦见于具有透明细胞组织像的糖尿病妇女。本病临床上可与 Gougerot-carteaud 网状乳头瘤病混淆。

（3）其他亚类（other variants）：个别患者临床上表现为不寻常性的汗管瘤，包括局限于头部，引起脱发，呈单侧线状或痣样分布；局限于女阴或阴茎；局限于远端肢体；还有扁平苔藓样和栗丘疹样等型。

（四）检查

组织病理检查：真皮内可见很多小导管，其壁由两排上皮细胞构成，大多扁平，但内排细胞偶或空泡化，导管腔含无定形物质，有些导管有小的逗点样上皮尾巴，呈蝌蚪状，此外尚见与导管无联系的嗜碱性上皮细胞束，邻近表皮处，可见囊样导管腔，管腔内充满角蛋白，囊壁衬以含透明角质颗粒的细胞，青春发育期的皮损中，真皮内可见大量成熟或接近成熟的皮脂腺，无皮脂腺导管，直接与毛囊漏斗相连，其上方的表皮呈疣状或乳头瘤样增生，婴儿及儿童期的皮损内仅有少许或无皮脂腺结构。透明细胞汗管瘤中通常的汗管瘤巢与透明毛玻璃样物质围绕小而暗色卵圆形核的细胞巢混合存在，免疫组化分析角蛋白表达证明其为传统性汗管瘤的一种代谢性亚型。

（五）诊断

根据临床特点，本病一般不难诊断，必要时取活检组织进行病理免疫组化检查明确诊断。

（六）鉴别诊断

1. 睑黄瘤 常见于上睑近内眦处，为黄色丘疹或斑块，常对称分布，多见于中年以上妇女，常伴有高脂蛋白血症。

2. 扁平疣 主要见于青少年，多发生在面部，但下睑非好发部位，除面部外，也可见于手背，为表面光滑、质硬、粉红、淡黄、浅褐或正常肤色的芝麻至黄豆大小的扁平丘疹，散在或成群分布，一般无症状，偶有疼痛感，可自行消失，组织病理可以确诊。

3. 疣状痣 皮损可发生于身体任何部位，为淡黄色或棕黑色疣状丘疹，表面角化过度，粗糙，多呈线状分布，组织病理检查为表皮角化过度，乳头瘤样增生，棘层肥厚，基底层黑素增多，但无疣细胞。

4. 乳头状汗管囊腺瘤 多发于头皮，皮损为单个乳头瘤状结节、斑块，表面有渗出，结痂，组织病理检查为表皮不同程度的乳头瘤样增生，并不规则地向真皮内陷形成乳头状囊腔。

5. 幼年黑素瘤 皮损为单发的粉红色或红褐色坚实结节，直径 $1\sim2\,cm$，表面光滑或疣状隆起，外伤后易出血。

6. 硬斑病型基底细胞上皮瘤 皮损为扁平或略凹陷硬化淡黄色斑，光滑，表面有光泽，边缘常不清楚，组织病理完全不同。

7. 毛囊瘤 皮损为多发的小圆形坚实丘疹和小结节，面部多见，向中心性分布，少数为单个发丘疹。

8. 毛发上皮瘤 好发于鼻唇沟处，丘疹较大，往往呈半球形，呈常染色体显性遗传，组织病理可以确诊。

9. 发疹性汗管瘤 应与丘疹性环状肉芽肿和丘疹性梅毒疹相鉴别，前者活检呈渐进性坏死，后者梅毒血清反应阳性，皮疹可自行消退。

（七）治疗

本病为良性肿瘤，可不予治疗。若因美容需要，可试行冷冻或者 CO_2 激光治疗。

四、粟丘疹

（一）概述

粟丘疹又称白色痤疮或粟丘疹白色苔藓，系起源于表皮或附属器上皮的良性肿物或潴留性囊肿。可发生于任何年龄、性别，也见于新生儿。外伤后引起的粟丘疹往往发生于擦伤、搔抓部位或面部炎症性发疹以后。常见于皮肤外卟啉症或大疱性表皮松解症的损害中，也可发生于带状疱疹之水疱后，有些患者有遗传因素。本病为良性病变，一般无自觉症状，通常不需治疗。

（二）病因

1. 原发型 从新生儿开始发生，由未发育的皮脂腺形成，损害可自然消失。

2. 继发型 常在炎症后出现，可能与汗管受损有关。可在阳光照射后、二度烧伤后、大疱性表皮松解症后、迟发型皮肤外卟啉症后、疱性扁平苔藓后、疱疹样皮炎后、天疱疮后、类天疱疮后和 X 线照射后等情况下发病。

（三）临床表现

（1）损害呈乳白色或黄色，针头至米粒大的坚实丘疹，顶尖圆，上覆以极薄表皮。

（2）继发性损害多分布于原有皮损周围，可持续数年，自然脱落，无瘢痕形成。

（3）个别损害可有钙盐沉积，硬如软骨、损害增大时呈暗黄色。

（4）多见于面部，尤其是眼睑、颊及额部。成年人也可发生于生殖器，婴儿通常限于眼睑及颞部。

（四）检查

组织病理为表皮样囊肿，囊壁由多层扁平上皮细胞组成，囊腔由排列成同心圆的角质细胞所填充。

（五）诊断

结合临床表现和组织病理学检查进行诊断。

（六）治疗

本病为良性病变，一般无自觉症状，通常不需治疗。

局部治疗：以 75％酒精消毒，用针挑破丘疹表面的皮肤，再挑出白色颗粒即可。或用细针做轻度电干燥法。

五、皮肤纤维瘤

（一）概述

皮肤纤维瘤是成纤维细胞或组织细胞灶性增生引致的一种真皮内的良性肿瘤。本病可发生于任何年龄，中青年多见，女性多于男性。可自然发生或外伤后引起。黄褐色或淡红色的皮内丘疹或结节是本病的临床特征。病损生长缓慢，长期存在，极少可自行消退。

（二）病因

本病的发生可能是反应性的，与皮肤局部轻微损伤有关，如昆虫叮咬或钝器损伤。亦有人认为与病毒感染也有一定关系。克隆性分析提示本病是肿瘤性的。

（三）临床表现

多见于四肢伸侧，亦可见于其他部位。皮损表现为圆形或卵圆形丘疹或结节，直径约 1 cm，通常不超过 2 cm，偶尔 2 cm 或更大。隆起，坚硬，基底可推动，但与表皮相连。表面的皮肤光滑或粗糙，色泽深浅不一，可为正常肤色，亦可为黄褐色、黑褐色或淡红色。多见于中青年，罕见于儿童，好发于女性。皮损常持久存在，少数可数年后自行消退。通常无自觉症状，偶或有轻度疼痛感。一般为单发，偶或多发。

(四) 检查

皮损组织病理检查显示结节位于真皮内，无包膜，境界不清，与周围正常组织有明显的交错，下界清楚，上界与表皮之间常夹着一条"境界带"，但瘤组织有时也可与表皮相连。病变组织由成束的成纤维细胞、组织细胞和成熟或幼稚的胶原纤维组织组成，相互交织；病变上方的表皮明显增生，棘层肥厚，皮突延长。偶见有核丝分裂象。根据肿瘤细胞成分与胶原纤维所占比例分为两种组织类型，即纤维型和细胞型。

(五) 诊断

根据如下临床表现和组织病理检查可以诊断。

(1) 局部有轻微外伤史。

(2) 临床表现为皮内丘疹或结节黄褐色或淡红色等，与深部组织不粘连。

(3) 组织病理检查符合皮肤纤维瘤病理改变。

(六) 治疗

一般不需治疗，少数损害数年内可消退。若单个损害有疼痛引起患者痛苦时可行手术切除。类固醇皮质激素皮内注射有一定的疗效。

六、肥大性瘢痕

(一) 概述

肥大性瘢痕是皮肤结缔组织对创伤的反应超过正常范围的表现。是由于大量结缔组织增殖和透明变性而形成的过度增长。表现为创伤后的皮肤局部增厚，形成增生性的斑块，淡红或红色。

(二) 病因

一般认为与易形成本病的个体体质有关，或有家族倾向。

(三) 临床表现

肥大性瘢痕在皮肤受到创伤后 3～4 周内发生。此时瘢痕隆起增厚，形成边界清楚的斑块，淡红或红色，有细小毛细血管扩张。以后可持续或间断生长数月或数年，形成不规则斑块，有时如蟹足状。更常见的是生长数月后即停止增长，潮红消退。

(四) 检查

有创伤或其他炎症病史，在创伤后的 3～4 周，局部出现增生性的斑块，淡红至红色，以后持续或间断生长，大部分在数月后停止生长，潮红消退，诊断不难。

(五) 诊断

肥大性瘢痕需要与瘢痕疙瘩鉴别诊断。瘢痕疙瘩一般在创伤后 2～3 个月后进一步生长，容易受激惹而且过度敏感，甚至衣服压迫即造成疼痛，表面光滑而圆，损害范围超过原来创伤的区域。

（六）治疗

避免局部的搔抓刺激。尽量避免手术切除，必须手术切除者，在手术后合并放射治疗或局部注射糖皮质激素。

七、睑黄瘤

（一）概述

睑黄瘤为代谢障碍性皮肤病，是黄瘤病中最常见的一种。睑黄瘤是由于脂质沉积于眼睑部位而引起的皮肤的黄色或橙色斑块。多发生在眼睑上，初起如米粒大，微微高出皮肤，与正常皮肤截然分开，边界不规则，甚至可布满整个眼睑。

（二）病因

睑黄瘤属脂质代谢障碍。患者多伴有高脂蛋白血症和（或）高胆固醇血症。

（三）临床表现

（1）中年人多见，尤其是女性，可有或无高脂血症。

（2）好发于上眼睑内眦部，对称性的黄色或橙色长形斑块。

（3）皮疹为对称分布软的橘黄色斑或斑块。

（4）无自觉症状。虽无不适，却明显影响了患者的容貌美。

（四）检查

进行血脂检查多可见伴有高脂蛋白血症和（或）高胆固醇血症。

（五）诊断

根据临床症状及实验室检查进行诊断。

（六）治疗

（1）检查有无高脂血症。

（2）注意控制饮食，低脂、低胆固醇、低糖饮食。

（3）仅影响外貌，若无特殊可不做处理，必要可做冷冻、激光等治疗。传统治疗上，通过口服中成药，调节机体免疫功能，解决人体免疫力低下问题；然后外敷祛疣中药散，活血化瘀、软坚散结、清热解毒、软化疣体，内服外治，达到同治的效果。

第二节　皮肤癌前期病变

一、概述

皮肤癌前期病变是一种较少见的早期皮肤原位鳞癌。皮肤癌前期病变也称上皮内上皮癌（intraepithelial neoplasia）、原位鳞状细胞癌（squamous cell carcinoma in situ）。从病理学上讲，以角结膜上皮内上皮癌的名称最为确切。由于上皮内上皮癌最初发源于这个部位的个别细胞的癌变，肿瘤的增生扩展经历数年甚至 10 多年的缓慢过程，不像角化棘皮瘤那样在数月内迅速增长，致使有些患者在健康检查时才被细心的眼科医生在裂隙灯下发现。本病在临床形态上具有以下特征：缓慢增长的角膜缘半透明或胶冻状新生物，微微隆起，呈粉红色或霜白色，新生物表面布满"发夹"或"松针"样新生血管。少数患者也可呈乳头状，是一种癌瘤性血管翳。霜染状色调则系由上皮的不完全角化所致。侵犯的面积取决于就诊的早晚和是否经过切割。早期发现者往往仅局限在角结膜交界处，而迁延岁月者肿瘤可呈弥漫生长，波及大片球结膜或侵犯大片角膜。皮肤癌前期病变大多在 45 岁以上发病，男多于女。

二、病因及发病机制

（一）病因

皮肤癌前期病变病因未明，有认为是内脏恶性肿瘤在皮肤上的一种标志。可能与下列因素有关：

1. 日光照射　有些损害发生于曝光部位。

2. 病毒感染　多种 HPV 感染与本病有一定关系，有报道 HPV-2 与生殖器外损有关，HPV-16 与生殖器损害，即鲍温样丘疹病有关。电镜观察部分病变标本，可找到 C 型病毒，但本病与病毒的关系需进一步研究。

（二）砷剂

部分患者有用无机砷的病史，皮损处含砷较高。

1. 外伤　部分损害在外伤或虫（如蜱）咬处发生。

2. 遗传因素　有报道某些家族倾向于发生本病。

3. 色素痣素质　因有许多病损发生于原有色素癌或细胞痣的基础上。

（三）发病机制

皮肤癌前期病变组织位于表皮内，有不同程度的角化过度和角化不全，棘层肥厚，表皮突增宽，基膜完整，表皮内各层失去正常形态，细胞增生，排列紊乱，形态与大小不一。胞核大而深染，有时可见多核表皮巨细胞。核仁多较明显，胞质在核周呈空泡状。个别细胞角化不良，偶见角化珠。此外，还可见瘤巨细胞和异常核分裂现象。若做连续切片，示病变常波及毛囊漏斗和皮脂腺导管。如不典型细胞突破表皮基底层，向下侵入真皮和出现角化珠，即为侵袭性鳞癌。石蜡包埋组织的原位 DNA 杂交可显示 HPV。电镜观察示 Bowen 病有大量的凋亡小体（apoptotic body），可能反映其缓慢和侵袭性较低的特性。

三、临床表现

损害可发生于身体任何部位的皮肤，但以头面部（约占 2/5）和四肢（约占 1/3）近端最为常见。亦可见于口腔黏膜、鼻、咽、眼结膜、甲床、女阴、肛门、泌尿道等。

病变通常单发，也可多发。呈暗红色斑块，界限清楚，直径自数毫米至十余厘米不等，圆形、匐行形或不规则形。表面覆盖有鳞屑或痂皮。揭去痂皮，可显露湿润的糜烂面，高低不平，很少出血或不出血。有的皮损上可出现疣状结节。少数亦呈多发性，散在，亦可密集或互相融合。自觉症状缺如，偶有瘙痒或疼痛感，有时皮损亦可呈不规则隆起或结节状，如形成溃疡则提示侵袭性生长，约5%的患者可演变为鳞状细胞癌。一些报告提出本病往往合并其他原发性内脏和皮肤恶性肿瘤，虽尚未获得公认，但应引起注意，给予全面检查。

四、治疗

皮肤癌前期病变治疗方法较多，但以手术切除效果最好。

（一）手术切除

若损害较小，数目不多，应当首选手术切除。切除范围应包括皮损周围0.3～0.5 cm的正常皮肤，深度应达到真皮深层。手术后切除的皮损应做好病理切片，观察切除是否彻底，如有残留皮损，应扩大切除。必要时做植皮术。

（二）电烧灼

电烧灼适用于局限性损害，但术后愈合较慢，且易留瘢痕。

（三）冷冻治疗

用液氮治疗皮损，冻融周围至少60 s，但本法可能复发。

（四）放射治疗

可用境界线、X线、镭、钴等做浅表放射接触治疗。但远期可发生放射性坏死、瘢痕等不良反应。

（五）局部化疗

（1）5%氟尿嘧啶（5-氟尿嘧啶）软膏外用，2次/d，用6～8周，但有50%患者皮损复发，应注意随访。

（2）1%氟尿嘧啶（5-氟尿嘧啶）丙二醇或0.7%斑蝥素丙酮明胶混合液包封治疗。

（六）预后

早期确诊后手术切除预后良好。但本病至少有5%可能发生侵袭性生长。一旦发生则转移率达37%，对预后影响较大。另外，如果合并内脏恶性肿瘤，则预后不佳。

（七）皮肤癌前期病变的预防

（1）应减少日光暴晒，避免接触砷剂和化学致癌剂。

（2）皮肤癌前期病变发生6～7年，至少42%患者出现其他皮肤或皮肤黏膜癌前期或恶性损害。故确诊后应做全身检查。皮疹消失后应长期随访，观察有无转移。

第三节　恶性皮肤肿瘤

一、基底细胞癌

（一）概述

基底细胞癌发生转移率低，比较偏向于良性，故又称基底细胞上皮瘤。基于它有较大的破坏性，又称侵袭性溃疡。基底细胞癌多见于老年人，好发于头、面、颈及手背等处，尤其是面部较突出的部位。开始是一个皮肤色到暗褐色浸润的小结节，较典型者为蜡样、半透明状结节，有高起卷曲的边缘。中央开始破溃，结黑色坏死性痂，中心坏死向深部组织扩展蔓延，呈大片状侵袭性坏死，可以深达软组织和骨组织。

（二）病因

本病为来自基底细胞的恶性肿瘤，它与日光照晒有密切关系，所以它好发于日光照晒的头、面、颈部或手背等处。现在普遍认为它是来自表皮多潜能细胞的肿瘤，用单克隆抗体证实基底细胞癌来自表皮细胞。

（三）临床表现

基底细胞癌多见于老年人，好发于头、面、颈及手背等处，尤其是面部较突出的部位。开始是一个皮肤色到暗褐色浸润的小结节，较典型者为蜡样、半透明状结节，有高起卷曲的边缘。中央开始破溃，结黑色坏死性痂，中心坏死向深部组织扩展蔓延，呈大片状侵袭性坏死，可以深达软组织和骨组织，此乃侵袭性溃疡。基底细胞癌的基底及边缘常有黑色色素沉着，本病呈慢性进行性发展。根据组织病理和临床症状可分为结节型、表浅型、囊肿型、腺样型、色素型、硬斑型、异形型、纤维上皮瘤和痣样基底细胞上皮瘤型。

（四）检查

1. 组织病理学检查　皮肤基底细胞癌病理上由基底细胞组成，呈栅栏样排列，其周围有收缩裂隙。

2. 皮肤镜技术　可用于早期监测皮肤肿瘤中微血管面积的变化，初步判断肿瘤的良恶性。

3. 激光共聚焦显微镜　在共聚焦显微图像下，基底细胞癌的小血管密布于癌细胞团周围或者癌巢里面，细胞呈伸长的椭圆形，中间是高度极化的细胞核。基底细胞癌细胞的细胞核有很高的屈光率，看起来偏暗，细胞质则比较亮。这些都是基底细胞癌在共聚焦显微图像下的特点，是诊断的重要依据。

4. PET　PET 灵敏度高。当疾病早期处于分子水平变化阶段，PET 检查即可发现病灶所在，并可获得三维影像，进行定量分析，达到早期诊断。PET 还可以诊断恶性肿瘤是否发生了转移，以及对转移的部位一目了然，这对肿瘤诊断的分期，是否需要手术和手术切除的范围等起到重要的指导作用。

5. 电阻抗断层成像技术 电阻抗断层成像技术应用于体表肿瘤诊断的研究越来越多。

6. 荧光成像技术 该方法不需服用光敏剂就可以直接检测组织固有荧光，直接反映组织内部结构信息，为深入研究癌组织的内部分子结构、探寻新的治疗方法提供了理论依据和实验数据，在早期皮肤恶性肿瘤的无损伤诊断及定位方面具有广阔的应用前景。

7. 其他 浅表超声、CT、MRI 等在皮肤恶性肿瘤的诊断中也有一定的诊断价值。

（五）诊断

本病为侵袭性溃疡，有卷曲状珍珠色边缘，基底部呈黑色，慢性病程，确诊要依靠病理检查。组织病理学见表皮内基底细胞呈融浆状团块，边缘呈栅栏状排列，可有角质囊肿，诊断不难。

（六）治疗

基底细胞癌的治疗方法甚多，最重要的是结合患者的情况选择最佳的治疗方案。

1. 外科手术切除 对损害在凹凸不平的特殊部位或侵袭性溃疡很深，不宜做其他治疗时，可做外科手术切除和植皮治疗。

2. X 线照射 基底细胞癌对放射线比较敏感，而且无痛苦，患者乐意接受，最适于高龄老年人。

3. 电烧术 对于早期较小的基底细胞癌，可做电烧术予以彻底烧除，但愈后会留瘢痕。

4. 锐匙刮除术 有报道用锐匙刮除治疗基底细胞癌，5 年以上未复发，而且美容效果极佳。

5. 液氮冷冻 液氮达 −195℃ 有极好的破坏作用，对小面积的基底细胞癌可做液氮冷冻治疗。对于大面积的基底细胞癌也能做冷冻治疗，但愈合时间较长。

6. 激光治疗 有人采取二氧化碳激光治疗基底细胞癌取得极佳疗效。它愈合快速，术后痛苦较轻，但会留下瘢痕。

7. 外用细胞毒药物治疗 常用于治疗基底细胞癌的细胞毒药物有 5% 氟尿嘧啶，它可以将基底细胞癌完全破坏，但用药甚为痛苦，而且必定会发生红肿等刺激反应。

8. 新方法

（1）维 A 酸类：虽然有不良反应和需要长时间的治疗，但多发性基底细胞癌患者用维 A 酸类治疗是有希望的。

（2）免疫疗法：近来有许多报道用 α-2a 干扰素做局部注射免疫疗法治疗基底细胞癌。

（3）光动力学治疗：光动力学治疗是全身用血卟啉衍生物或双血卟啉之后再用可调的染料激光（波长为 630 nm）照射。它用来治疗基底细胞癌效果很好，肿瘤的部分和完全根治率分别为 44% 和 82%，主要不良反应为光敏感。

（4）化学治疗：局部外用氟尿嘧啶可以成功地治疗多发性表浅性基底细胞癌，而且还可以预防继续发生。全身性化疗药物用于治疗大的和侵袭性非转移性基底细胞癌。用顺铂和阿霉素合并或不合并放射性治疗多数是有效的。采用博来霉素治疗也有不同的疗效。

二、鳞状细胞癌

（一）概述

鳞状细胞癌简称鳞癌，又名表皮癌，是发生于表皮或附属器细胞的一种恶性肿瘤，癌细胞有不同程度的角化。多见于有鳞状上皮覆盖的部位，如皮肤、口腔、唇、食管、子宫颈、阴道等处。此外，有些部位如支气管、膀胱、肾盂等处虽无鳞状上皮覆盖，但可通过鳞状上皮化生而形成鳞状细胞癌。

（二）病因

发病与种族有关，白种人发生的鳞癌是非白种人的 45 倍多。免疫抑制患者的皮肤鳞状细胞癌发病率明显升高，特别是器官移植患者。

（三）临床表现

鳞癌在外观上常呈菜花状，有时癌组织发生坏死而脱落形成溃疡，产生恶性臭味，若癌细胞向深层发展则形成侵袭性生长。癌细胞也可向远处转移，形成继发肿瘤。

皮肤鳞状细胞癌早期是红色硬结，以后发展成疣状损害、浸润，常有溃疡、脓性分泌物、臭味，见于颞、前额及下口唇。

（四）检查

实验室检查：癌组织呈团块或条索状，浸润到真皮甚至皮下。皮肤鳞状细胞癌一般分化较好，癌细胞多为多边形，细胞间有细胞间桥。癌组织有不同程度的角化，常有癌珠形成及角化不良癌细胞。分化不好的鳞状细胞癌，细胞多呈梭形，异型性明显，看不到细胞间桥，几乎没有角化细胞或角珠形成，核分裂象多见。

根据非典型性鳞状细胞的不同比例可将鳞癌分为四级：Ⅰ级，不典型鳞状细胞低于 25%，常有角珠，真皮内有明显的炎症反应；Ⅱ级，不典型鳞状细胞占 25%～50%，仅有少数角珠，炎症反应较Ⅰ级为轻；Ⅲ级，不典型细胞占 50%～75%，角化情况不明显，核分裂显著，炎症不明显；Ⅳ级，几乎整个肿瘤组织的细胞均为不典型细胞，核分裂象多，完全看不到角化。

（五）诊断

确诊该病需要取病变处组织做病理学检查。显微镜下可见增生的上皮突破基膜向深层浸润形成不规则条索形癌巢。根据癌细胞的分化程度分为高、中、低分化。高分化的鳞状细胞癌恶性程度低，而低分化的鳞状细胞癌恶性程度高。

（六）治疗

手术切除为主，早期根治性切除就可，中晚期以手术、放疗和化疗综合治疗为好。

三、恶性黑色素瘤

（一）概述

恶性黑色素瘤（malignant melanoma，MM）是临床上较常见的皮肤黏膜和色素膜恶性肿瘤，也是发病率增长最快的恶性肿瘤之一，年增长率为 3％～5％。该病在我国发病率较低，但近年来增长较快，每年新发患者达 2 万例，已经成为严重危害我国人民健康的疾病之一。MM 来源于能够产生黑色素的神经鞘细胞，而神经鞘细胞来源于外胚层，因此恶性黑色素瘤发生于皮肤的远较其他组织、器官。亚洲人种和有色人种中，原发于皮肤的 MM 占 50％～70％，最常见的原发部位为肢端恶性黑色素瘤（即足趾、足底、手指末端及甲下等肢端部位），我国肢端恶性黑色素瘤占所有所有恶性黑色素瘤的 41.8％；白种人中，原发于皮肤的 MM 约占 90％，原发于黏膜和肢端的 MM 仅占 1％～5％。

（二）病因

（1）种族与遗传。白人易患，黑人或肤色暗深的人鲜患此病，若发生亦以足，手掌发白处皮肤为主，多数学者认为恶性黑色素瘤近一半发生在已有的黑痣基础上。比如不典型（发育不良）痣或黑色素瘤家族史。

（2）创伤与刺激。

（3）病毒感染。

（4）日晒。最近有人指出，二级日光灼伤（有水疱形成）比之一般性日晒在本病致病原因中作用更大。此外该病还与先天性的大痣有关。。

（5）免疫等。

（三）病理分级

1. 侵袭深度分级　黑瘤侵袭深度与预后的关系，根据侵袭深度将黑瘤分为五级。分级越高预后越差。

Ⅰ级：瘤细胞限于基底膜以上的表皮内。

Ⅱ级：瘤细胞突破基底膜侵犯到真皮乳头层。

Ⅲ级：瘤细胞充满真皮乳头层，并进一步向下侵犯，但未到真皮网状层。

Ⅳ级：瘤细胞已侵犯到真皮网状层。

Ⅴ级：瘤细胞已穿过真皮网状层，侵犯到皮下脂肪层。

2. 垂直厚度分级　黑瘤垂直厚度与预后的关系，根据目镜测微器测量的黑瘤最厚部分（从颗粒层到黑瘤最深处的厚度），将黑瘤分为五级：小于 0.75 皮肤恶性黑色素瘤；0.76～1.50 皮肤恶性黑色素瘤；1.51～3.00 皮肤恶性黑色素瘤；3.01～4.50 皮肤恶性黑色素瘤；大于 4.50 皮肤恶性黑色素瘤。发现厚度越大预后越差。这一显微分级法，以后被广泛采用，并被证实对判断预后具有重要价值。

（四）临床表现

为了仔细详查皮肤的病变，良好的光照和手持放大镜必不可少，色素性皮损有下列改变者常提示有早期恶性黑色素瘤的可能：

（1）颜色：大多数恶性黑色素瘤有棕、黑、红、白或蓝混杂不匀，遇皮痣出现颜色改变，应特别提高警惕。

（2）边缘：常参差不齐呈锯齿状改变，为肿瘤向四周蔓延扩展或自行性退变所致。

（3）表面：不光滑，常粗糙而伴有鳞形或片状脱屑，有时有渗液或渗血，病灶可高出皮面。

（4）病灶周围皮肤可出现水肿或丧失原有皮肤光泽或变白色、灰色。

（5）感觉异常：局部常有发痒、灼痛或压痛，当发生上述变化时，强烈提示有恶性黑色素瘤之嫌，可以说皮肤痣一旦出现任何变化均应行切除活检术，以除去恶性黑色素瘤，毫不为过。

（五）检查

早期诊断有时较困难，必须详细追问病史、家族史，进行细致的全身和眼部检查。此外，还应行巩膜透照、超声波、FFA、CT 及 MRI 等检查，以期做出诊断。必要时需要取活检进行组织病理学检查，进一步确诊。

组织病理：黑素细胞异常增生，在表皮内或表皮—真皮界处形成一些细胞巢。这些细胞巢大小不一，并可互相融合。巢内黑素细胞的大小与形状，以及核的形状存在着不同程度的变异。有丝分裂（包括异常的有丝分裂）较良性色素痣更为常见，肿瘤细胞胞质中有色素颗粒。在侵袭性恶性黑素瘤中，肿瘤细胞向真皮或皮下组织侵润生长。免疫组织化学染色：肿瘤细胞 S100 阳性、HMB45 阳性及 MelanA 阳性。

（六）诊断及鉴别诊断

本病应注意与良性交界瘤相鉴别。对于可疑皮损可采用 ABCDE 标准进行判断。A（asymmetric）代表不对称，B（border irregularity）代表边界不规则，C（color variegation）代表色彩多样化，D（diameter＞6 mm）代表直径大于 6 mm，E（elevation、evolving）代表皮损隆起、进展。如果皮损符合 ABCDE 标准高度怀疑恶性黑素瘤，需要取活检进行组织病理学检查进一步确诊。但是有些亚型如结节性黑素瘤的皮损不能用 ABCDE 标准来判断。

（七）治疗

1. 外科治疗

（1）活检手术：对疑为恶性黑色素瘤者，应将病灶连同周围 0.5～1 cm 的正常皮肤及皮下脂肪整块切除后做病理检查，如证实为恶性黑色素瘤，则根据其浸润深度，再决定是否需行补充广泛切除。一般不做切取或钳取活检，除非病灶已有溃疡形成者，或因病灶过大，一次切除要引起毁容或致残而必须先经病理证实者，但切取活检必须与根治性手术衔接得越近越好。世界卫生组织恶性黑色素瘤诊疗评价协作中心在一组前瞻性分析中认为切除活检非但对预后没有不良影响，而且通过活检可了解病灶的浸润深度及范围，有利于制订更合理、更恰当的手术方案。

（2）原发病灶切除范围：老观点主张切除病变时一定包括 5 cm 的正常皮肤已被摒弃。大多数肿瘤外科学家对薄病变，厚度≤1 mm，仅切除瘤缘外正常皮肤 1 cm，对病灶厚度超过 1 mm 者应距肿瘤边缘 3～5 cm 处做广泛切除术。位于肢端的恶性黑色素瘤，常需行截指（趾）术。

（3）区域淋巴结清除术

1）适应证：①病变厚度≤1 mm 者，转移率甚低，预防性淋巴结清扫术不能指望其能改变远期预后。②病变厚度＞3.5～4 mm者隐匿性远处转移的可能性高，远期存活率也相对的低（20％～30％），即使做了预防性淋巴结清除术亦难望在存活率上会出现有意义的提高。尽管如此，主张只要尚无远处转移灶可查，便应做预防性淋巴结清除术者大有人在。③厚度介于上述二类之间的病变，隐匿性淋巴结转移率相当高，是做预防性淋巴结清除术可望提高生存期最佳对象。

2）区域淋巴结清除的范围：头颈部恶性黑色素瘤做颈淋巴结清除时，原发灶位于面部者应着重清除腮腺区，颏下及颌下三角的淋巴结；如病灶位于枕部，重点清除颈后三角的淋巴结。发生于上肢的恶性黑色素瘤需行腋窝淋巴结清除，发生在下肢者应做腹股沟或髂腹股沟淋巴结清除术。发生于胸腹部的恶性黑色素瘤则分别做同侧腋窝或腹股沟淋巴结清除术。

3）姑息性切除术：对病灶范围大而伴有远处转移等不适于根治性手术者，为了解除溃疡出血或疼痛，只要解剖条件许可，可考虑行减积术或姑息性切除。

2. 放射治疗　除了某些极早期的雀斑型恶性黑色素瘤对放射治疗有效外，对其他的原发灶一般疗效不佳。因此对原发灶一般不采用放射治疗，而对转移性病灶用放射治疗。目前常用放射剂量为：对浅表淋巴结、软组织及胸腔、腹腔、盆腔内的转移灶，每次照射量≥5 00 cGy，每周 2 次，总量 2 000～4 000 cGy，对骨转移灶每次 200～400 cGy，总量 3 000 cGy 以上。

3. 化学治疗　适于已有转移的晚期患者，可使症状得到缓解，但远期效果不令人满意。①最有效的单一化疗药物是达卡巴嗪（dacarbazine，DTIC），可达 20％缓解率，其他药物亚硝基脲（BCNU）的有效率为 10％～20％。替莫唑胺（temozolomide）是一新型抗肿瘤药，也有较肯定的效果，可有 21％的有效率，尤其对中枢系统转移患者。②联合化疗常采用顺铂、达卡巴嗪（DTIC）、卡莫司汀（BCNU）、他莫昔芬、长春新碱、放线菌素 D、环磷酰胺、甲氨蝶呤、氟尿嘧啶（5-Fu）等联合化疗，化疗原则是进行长期间歇疗法。

4. 免疫治疗　恶性黑色素瘤的自行消退，说明与机体的免疫功能有关。卡介苗（BCG）能使黑色素瘤患者体内的淋巴细胞集中于肿瘤结节，刺激患者产生强力的免疫反应，以达治疗肿瘤的作用。BCG 可用皮肤划痕、瘤内注射等方法。对局部小病灶用 BCG 做肿瘤内注射，有效率可达 75％～90％。近几年试用干扰素、白细胞介素-2（ILA-2）和淋巴因子激活杀伤细胞（LAK 细胞）等生物反应调节剂，取得一定效果。

参 考 文 献

[1] 包振宇,邹先彪.重症药疹的研究进展[J].实用皮肤病学杂志,2015(2):112-114.

[2] 曾凡钦,唐增奇,郭庆.激素依赖性皮炎的发病机制认识[J].皮肤科学通报,2015(3):257-260.

[3] 曾丽,胡晗菲,谢红炬,等.皮肤光老化的研究进展[J].中南医学科学杂志,2015(2):226-229.

[4] 冯安吉,海春旭.黄褐斑病因及发病机理[J].南方医科大学学报,2000,20(2):183-184.

[5] 何黎,郑捷,马慧群,等.中国敏感性皮肤诊治专家共识[J].中国皮肤性病学杂志,2017(01):10-13.

[6] 何黎.激素依赖性皮炎临床表现及治疗进展[J].皮肤科学通报,2015(3):270-273.

[7] 何黎.损容性皮肤病临床-基础-临床的研究[C]//2018全国中西医结合皮肤性病学术年会论文汇编.2018.

[8] 何黎.提高对敏感性皮肤的认识水平[J].中国皮肤性病学杂志,2017(2):123-125.

[9] 何志新,甘戈,王宝玺.539例药疹临床分析[J].中华皮肤科杂志,2018,38(3):668-679.

[10] 胡青梅,景海霞,雷铁池.UVA及UVB诱导人皮肤光生物学反应差异的研究进展[J].临床与病理杂志,2017,37(1):199-202.

[11] 江弘婧,徐颖,何黎.痤疮的治疗进展[J].皮肤病与性病,2016,38(1):30-32.

[12] 李丹.浅谈皮肤的保健与美容[C]//2018全国中西医结合皮肤性病学术年会论文汇编.2018.

[13] 李艳平.浅析皮肤科外用药的一般原则及涂擦技巧[J].世界最新医学信息文摘,2016,16(42):203-204.

[14] 刘丽娟,陈惠荣,葛新红,等.化妆品接触性皮炎78例临床分析[J].宁夏医科大学学报,2015,37(7):838-840.

[15] 刘维海,常青.皮肤病外用药处方分析及合理用药研究[J].中国药业,2016,25(18):80-82.

[16] 刘子莲,张倩,吴雯婷,等.518例恶性皮肤肿瘤及癌前病变的回顾性分析[J].首都医科大学学报,2018,39(4):602-606.

[17] 鲁严,朱文元.黄褐斑的现代诊治[J].中华皮肤科杂志,2002,35(3):248.

[18] 罗智云.100例皮肤肿瘤病症临床诊断与分析[J].中国卫生产业,2014(4):74-75.

[19] 秦鸥,王学民,谈益妹,等.上海市常见化妆品皮肤病致病成分调查[C]//全国中西医结合皮肤性病学术年会.2015.

[20] 邵哲人,姜方震,满孝勇,等.E-钙黏蛋白、β-catenin和HER-2在恶性皮肤肿瘤中的表达及其意义[J].组织工程与重建外科,2012,8(5):267-271.

[21] 孙乐栋,梁文丽,徐月红.医学护肤品广东专家共识[J].今日药学,2015(11):745-747.

[22] 王景权,陈茜,王亚萍,等.75例皮肤肿瘤临床分析[J].皮肤病与性病,2004,26(2):6-7.

[23] 魏彬,陈阳美,刘瑜,等.果酸的面部年轻化机制及其在损容性皮肤病治疗中的临床应用[J].中国美容医学杂志,2017,26(1):40-43.

[24] 叶希韵.紫外线致皮肤光老化研究进展[J].生物学教学,2015,40(11):2-5.

[25] 赵恒光,李惠.医学护肤品对皮肤疾病屏障功能的功效及选择[J].皮肤科学通报,2017(04):10+101-106.

[26] 赵作涛,郝飞.中国荨麻疹诊疗指南(2014版)解读[J].中华皮肤科杂志,2016,49(6):388.

[27] 中国中西医结合学会皮肤性病专业委员会色素病学组.黄褐斑和白癜风的诊疗标准(2010 年版)[J].中华皮肤科杂志,2010,43(6):373-373.

[28] 钟声,宋志强.接触性皮炎的发病机制研究进展[J].中国麻风皮肤病杂志,2015,31(1):29-31.

[29] 周志明,张锡宝.四环素类药物在皮肤病中的临床应用[J].皮肤性病诊疗学杂志,2015,22(4):336-338.

[30] 柳大烈,薛瑞,查元坤.现代美容外科学[M].北京:人民军医出版社,2014.

[31] 王志凡,万巧英.营养与美容保健[M].北京:科学出版社,2015.

[32] 杨蓉娅,戴耕武,潘宁.皮肤外科学[M].北京:科学出版社,2015.